ESSAI PHYSIQUE

SUR LES

EAUX DE St. AMAND,

Où l'on éxamine la Nature de ces Eaux, leurs Propriétés & la manière de s'en servir.

PAR

PIERRE - PAUL BOUQUIE
Ancien Chirurgien Aide - Major des Armées du Roi ; & Chirurgien en Chef de l'Hôpital militaire de St. Amand.

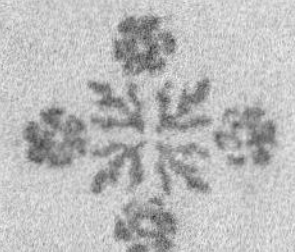

A LILLE,

De l'Imprimerie de P. S. LALAU.

M. DCC. L.

Avec Approbation & Permission.

de préfenter à VOTRE
GRANDEUR. Le zéle
qu'Elle montre pour tout ce
qui a rapport au bien public,
m'eft un sûr garant que cet
Ouvrage ne lui fera pas defa-
gréable. Je fuis bien éloigné
de croire cependant qu'il
foit digne d'Elle : l'homma-
ge que je lui en fais aujour-
d'hui , loin de m'acquiter
de la reconnoiffance que je
lui dois, me fait reffentir au
contraire, comme un nou-
veau bienfait, la permiffion
qu'Elle m'a donnée d'y pla-

cer fon Nom : Mais, MON-
SEIGNEUR, vous ne
vous laffez point de m'honorer de votre généreufe
protection, & vous mettez
le comble à vos bontés en
daignant accorder un fi précieux avantage à l'attachement & au profond refpect
avec lefquels je ferai toute
ma vie,

MONSEIGNEUR,

Votre très-humble & très-
obéïffant Serviteur,
BOUQUIE'.

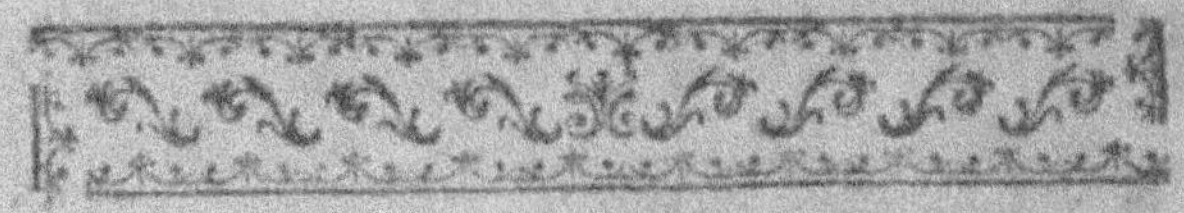

EXTRAIT

De la Lettre que Mr. DE
BLARY a écrite à Mgr.
DE SE'CHELLE, au
sujet de cet Ouvrage.

MONSEIGNEUR,

L'OUVRAGE que vous avez
eu la bonté de me communiquer, m'a paru non seulement
bon & utile, mais encore au
dessus infiniment de tout ce
que nous avons sur cette matiere. Il mérite l'impression, &
le Public en sera satisfait.

L'Auteur a saisi la véritable maniere de traiter son objet. Ses principes sont vrais & ses observations justes. Rien ne peut contribuer davantage à soûtenir & étendre la réputation des Eaux, que le soin que l'on prend d'en établir les véritables vertus & d'en déterminer l'usage. C'est ce que M. Bouquié a fait, & en quoi il a réüssi. &c.

Je suis avec tout le repect possible,

MONSEIGNEUR,

Votre très-humble & très-obéïssant Serviteur,
Signé, BLARY.

PERMISSION.

IL est permis à N. LALAU
Imprimeur, *d'imprimer un
Livre intitulé* Essai physique
*sur les Eaux de St. Amand
par le Sr.* BOUQUIE' *Chirurgien Aide - Major des Armées
du Roi.*

Fait à Lille le 23. May 1750.

DE SECHELLE.

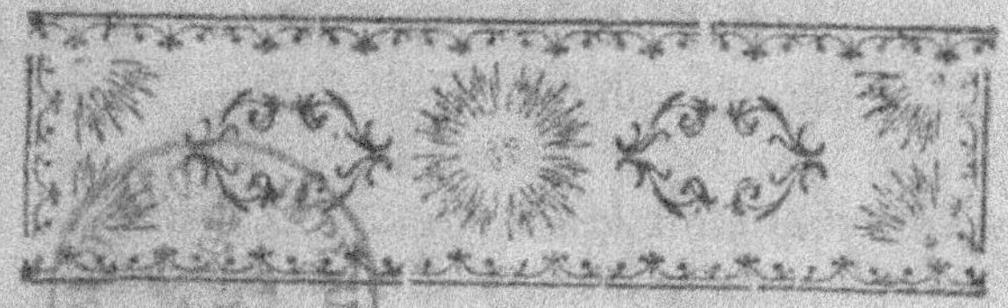

PRE'FACE.

LES Sources minérales sont si utiles au Genre humain, que les *Anciens* les regardoient comme sacrées : Ils leur reconnoissoient de grandes vertus. Galien raporte que dans son temps plusieurs personnes se purgeoint dans le Printemps & dans l'Automne avec des Eaux sulfureuses, bitumineuses & nitreuses. (a) Coelius Aurelianus & Pline ont recommandé les Eaux de Cutilia & de Nepi dans certaines affections de nerfs & de l'estomach. Ce dernier fait encore mention des Eaux d'Aix dans la Gaule Narbonnoise ; il parle de celles des Trabelliens dans l'Aquitaine, de celles qui sont dans les Pyrenées, de Tongres dans les Gaules : Il dit même que ces dernieres guérissent de la fiévre tierce & de la gravelle. Ce ne sont pas les seules vertus qu'il attribuë aux Eaux minérales : Selon lui, celles de Sinssue dans la Campanie guérissent la stérilité des Femmes & la folie des Hommes. Calli-

---

(a) Le Nitre dont parle Galien, étoit Alkali, par conséquent différent de celui des Modernes.

maque assure que les Eaux du Fleuve Gallus, qui passe dans la Phrygie, jettent les Hommes dans la démence. Ctesias donne une semblable vertu à la Fontaine-Rouge qui est en Ethiopie. Le Fleuve Cidnus dans la Cilicie guérit la goutte que l'Eau de Trézene fait naître. Mutianus veut que la Fontaine-Cupidon qui est à Cyzique, guérisse de l'amour ceux qui boivent de son Eau. Varron assure qu'il y a des Eaux qui font périr sur le champ ceux qui en boivent. Je ne rapporterai point ici tout ce que les anciens Ecrivains nous ont transcrit des effets des Sources minérales qu'ils ont connuës : Je ne voudrois pas être garant de tous ces faits ; cependant ils ne sont pas impossibles, & la plûpart ont été confirmés par les découvertes des Modernes. Par exemple, on sçait qu'il y a des Eaux cuivreuses qui laissent vers la fin de leur évaporation un vitriol bleu ; or de telles Eaux doivent être pernicieuses. Il y a dans la Hongrie, du côté de Nussol, des Sources dont l'Eau empoisonne les Animaux : Il peut y en avoir d'Arsenicales, capables de produire des ravages étonnans, comme il est facile de le concevoir. En un mot, les Eaux peuvent se charger, en circulant dans les entrailles de la Terre, de toutes sortes de principes bons ou mauvais; de-là vient cette grande diversité d'Eaux minérales. Par exemple, si l'Acide universel, en circulant dans le sein de la Terre, rencontre une matiere bitumineuse terrestre, il forme du Soufre commun; si c'est quelque Mine de Sel fossile de la nature du Sel marin, il en chasse l'Acide & s'empare de sa base pour former un Sel de Glaubert: De-là vient que plusieurs Eaux minérales fournissent cet espece de Sel; telles sont les Sources salées de Lorraine & de Franche-Comté, &c.

Il y a aussi des Eaux qui fournissent une matiere grasse, onctueuse & d'une odeur plus ou moins forte; ce qui prouve qu'elles ont rencontré des veines de Charbons, d'Asphaltes, de Pétréols ou d'autres matieres bitumineuses.

L'Analyse Chymique de ces Eaux sépare ces différens Principes & en fait connoître la nature; mais cela demande beaucoup de connoissances & de soins. Nous avons une infinité de Traités d'Eaux minérales, mais il n'y en a qu'un certain nombre sur lesquels on puisse compter. Ceux que l'on a fait sur les Eaux de St. Amand, sont très-défectueux: Herroguelle, qui est le premier qui ait écrit de ces Eaux, n'a fait

que les louer ; il a voulu en faire une Panacée universelle en les alliant à une infinité de remédes, mais il en a mal éxaminé la nature. Cependant une bonne Analyse
auroit mieux valu que tous les éloges
outrés & emphatiques qu'il a faits de ces
Eaux & de lui-même. Ce fut en 1683.
que Mr. Herroguelle annonça ces Eaux
comme un Reméde envoyé du Ciel pour la
destruction de tous les maux qui affligent
l'humanité, sous le titre d'Etablissement
des Fontaines minérales de St. Amand.
En 1685. il composa un autre ouvrage
qu'il dédia au feu Roi Louis XIV. de Glo-
rieuse Mémoire, sous le titre de vraie Panacée. Enfin en 1690. il fit imprimer
un troisiéme Ouvrage, intitulé Fontaine
triomphante lês-St. Amand.

En 1698. Doison Médecin Pension-
naire de la Ville de Tournay, fit paroître
quelques Lettres adressées à Mrs. de
Vauban & de Megrigny, où il parle de
la nature des Eaux de St. Amand, mais
si superficiellement, qu'il ne mérite pas
une place dans la classe de ceux qui ont
analysé ces Eaux.

Mignot Médecin des Hôpitaux du Roi
à Mons, a mieux écrit : Ce fut en 1699.
que son livre parut ; il est plus clair &

plus exact que les deux premiers: Cependant il démontre mal la préfence du Fer & du Vitriol qu'il foupçonne dans les Eaux de St. Amand. Au refte il a peu éxaminé les effets de ces Eaux; il les croit fi bienfaifantes, qu'il ne les foupçonne même pas capables de faire du mal: On ne doit donc pas être étonné fi ce Medecin a peu infifté fur les préparations, le régime & les autres précautions qu'il faut obferver pendant l'adminiftration de ce reméde.

En 1700. Mr. Pithois dédia à Mr. le Maréchal de Boufflers un petit livre intitulé le Temple d'Efculape, ou le Journal de ce qui s'eft paffé de plus particulier aux Eaux minérales de St. Amand. L'Auteur ne s'eft pas foucié d'analyfer ces Eaux, il n'en dit rien: Il s'eft borné à donner les obfervations des maladies qui ont guéri par l'ufage des Eaux. Il parle pourtant d'un Sel minéral purgatif & apéritif qui fe tire fort aifément dans certains tems des Fontaines, compofé de parties fines & de parties volatiles, &c. J'examinerai dans la fuite ce qu'il faut penfer de ce Sel.

Braffart autrefois Médecin de l'Hôpital de St. Amand, fit imprimer fon Traité des Eaux de St. Amand en 1714. Il n'a rien ajouté à l'ouvrage de Mr. Mignot; il

l'a copié ou a suivi les mêmes routes dans
l'Analyse; mais ses observations sont plus
multipliées, il a plus observé les effets de
ces Eaux: La longue administration qu'il
en a faite devoit (s'il avoit été plus éclairé,)
le mettre à portée de nous donner des régles
sûres pour nous conduire. Enfin Mr. Morand Chirurgien célébre de Paris, a donné
à l'Académie des Sçiences un Mémoire sur
ces Eaux. L'Analyse qu'il en a faite, lui a
fait connoître qu'on pouvoit les donner avec
le lait; ce que les autres Ecrivains ne paroissent pas avoir soupçonné. Il est vrai
que quelques Médecins de ces Contrées connoissent depuis long-temps la possibilité de
ce mélange; n'importe! Mr. Morand est
toujours le premier qui l'ait annoncé au
Public; j'observerai même qu'il a mieux
loué nos Bouës minérales que tous ceux qui
ont écrit avant lui, qui à peine en ont parlé, quoiqu'elles jouent un grand rolle dans
les guérisons qui s'opérent à St. Amand.
Mais Mr. Morand n'a pu parler dans un
simple Mémoire d'une infinité de choses essen-
tielles dans l'administration de ces Eaux;
il y a même apparence qu'il n'a pas eu le
loisir d'en éxaminer la nature plus à fond.

    Enfin en 1749. je fus envoyé par Mr.
de Sechelles pour faire les fonctions de

Chirurgien major de l'Hôpital militaire de
St. Amand. Mon premier foin fut de raffembler tout ce que les Médecins dont je
viens de parler, avoient écrit fur les Eaux
de St. Amand; mais je vis bien-tôt que
leurs Analyfes étoient défectueufes, qu'ils
n'avoient point affez obfervé les effets des
Eaux & qu'ils ne donnoient aucuns préceptes
certains par lefquels on pût fe conduire.

Je réfolus donc de les analyfer moi-même & d'obferver leurs effets fur les Corps
animés, &c. ces deux voies m'ayant paru
les plus certaines pour en fixer l'ufage.

Je fçais cependant que l'Analyfe la plus
éxacte peut nous en impofer quelquefois
& qu'il ne faut pas toujours juger des effets de ces mixtes par ceux des principes
que l'on en tire par le fecours de la Chymie:
Car, outre que le feu change en partie ou
totalement la nature des Corps, il y a
dans ces Corps un arrangement, une certaine combinaifon que l'art ne fçauroit imiter & d'où dépend fouvent leur plus grande énergie ou leur qualité fpécifique. L'O-
pium, par éxemple, fait dormir, il agit fur
les efprits animaux d'une maniere incom-
préhenfible, il modére leur mouvement &
calme nos douleurs; mais n'ignorons-nous
pas la combinaifon qui peut produire des

*effets si admirables ? L'Analyse de ce Remé-
de ne nous auroit jamais fait connoître une
propriété si singulière ; elle nous a enseig-
né tout au plus que ce Suc gommeux n'a-
git point par sa froideur comme on le croyoit autrefois, ou plutôt elle n'a fait que
confirmer ce que l'observation avoit déja
indiqué : Silvius Delboë, Sydenham, Héc-
quet & quelqu'autres nous en ont plus appris sur la vertu de ce Reméde, sur la façon de l'appliquer, que tous les Chymistes
qui l'ont analysé.*

*Avant Mr. Offman, on n'avoit que
des Analyses imparfaites de la plûpart des
Eaux minérales ; la distinction même que
les Médecins avoient faite de ces Eaux,
sçavoir, en froides ou acidulées, étoit
très-défectueuse : Cependant les Médecins
prudens & appliqués à connoître les effets
ou l'action de ces Eaux sur les Corps malades, les faisoient prendre avec succès.
Les Observations des guérisons qu'ils ont
opérées & qu'ils nous ont transmises avec
leurs erreurs sur les principes des Eaux
minérales, prouvent ce que j'avance ici.*

*Il faut convenir néanmoins que, si ces
Médecins avoient mieux connu ces principes, ils auroient marché avec plus de sûreté, ils les auroient souvent appliqués plus*

à propos ; ils les auroient mêlées avec le lait
dans certaines circonſtances , ce qu'ils n'o-
ſoient faire, parce qu'ils les croyoient acides :
Or depuis ce temps , l'expérience & l'ob-
ſervation nous ont appris combien les Médecins ou plutôt les Malades des Siécles paſ-
ſés ont perdu de n'avoir pas connu la
poſſibilité de ce mêlange.

    L'Analyſe , en nous faiſant connoître ſi
une Eau contient la baſe ferrugineuſe , un
Sel , du Soufre , du Bitume , &c. nous
donne en même temps une notion des vertus
de cette Eau , par la connoiſſance que nous
avons déja des propriétés de ces différentes
ſubſtances , & ſur cette ſimple expoſition ,
on peut en général les juger utiles ou nui-
ſibles dans telle ou telle maladie.

    L'Analyſe donne donc de grandes lu-
mieres aux Gens de l'Art , & l'on doit ſentir combien il eſt néceſſaire qu'elle ſoit éxacte : Mais il y a des connoiſſances particulieres , ainſi que nous l'avons déja dit , que
l'Analyſe ne ſçauroit donner & qui ne
peuvent s'acquerir que dans la diſpenſa-
tion de ces ſortes de Remédes. En effet ,
en voit quelquefois que leurs effets
ne répondent pas toujours à l'action ordinaire des différens foſſiles dont nous
venons de parler ; ce qui doit dépendre

de l'arrangement, de la combinaison de ces *substances fossiles* dans le *véhicule aqueux*, de leur *extrême attenuation*, de leur *divisibilité presque sans bornes* & de leur *grande volatilité*, qui souvent est si considérable, qu'elles échapent aux yeux de l'Artiste le plus intelligent.

Mais lorsqu'on administre journellement un Reméde, qu'on l'applique à une infinité de maux, il est facile à un Homme éclairé d'observer ces effets bons ou mauvais, de rassembler une grande quantité de faits, de déterminer ensuite les différens genres de Maladies où les Eaux minérales pourroient militer avec succès, & de cette maniere, fixer une Théorie lumineuse, capable de conduire avec sûreté ceux qui sont chargés du traitement des Malades & les empêcher de tomber dans l'inconvénient de les prescrire indistinctement dans toutes sortes d'infirmités.

J'ay lu des Traités d'Eaux minérales qui paroissoient plutôt des Traités de Maladies & où il sembloit que l'Auteur avoit oublié le titre de son Ouvrage : Les Analyses chymiques y étoient défectueuses, & après avoir parcouru un gros in douze, le Lecteur eut été bien embarassé de se décider sur la nature du Reméde.

Il y en a d'autres qui ont décidé hardiment la nature des Eaux minérales fans appuyer leur décifions par des Expériences démonftratives, &, dans leur prévention, ils ont donné des éloges outrés à ces Eaux &, comme je l'ai déja dit, ont voulu en faire une Panacée univerfelle.

Les Eaux de St. Amand ont été dans ce cas : On les a vantées comme un Reméde immanquable dans prefque toutes les Maladies ; on a même affuré que, dans celles où elles ne reuffiffoient pas, elles ne faifoient jamais de mal.

Dans cette idée, des ignorans les ont appliquées à toutes fortes d'infirmités : Des Soldats eftropiés par la deftruction des organes fe font prefentés ; les Bains, les Bouës, l'ufage intérieur des Eaux ont été vainement emploiés ; enfin on s'en eft pris au Reméde, on l'a ridiculement décrié, parce qu'on s'étoit groffiérement imaginé qu'il devoit créer de nouvelles parties : En un mot, on vouloit l'impoffible.

D'autres Malades ont été moins heureux : L'ufage du Reméde n'a fait qu'aggraver leurs maux, ou leur en a fait naître de plus dangereux ; ce qui a du leur faire fentir que ces Eaux, toutes fimples qu'elles paroiffent, peuvent caufer des ravages, lorfqu'elles ne sont pas prudemment ordonnées & prises avec sagesse.

C'est pour remédier à ces différens inconvéniens, & pour répondre à l'honneur que Mr. de Sechelles m'a fait de me choisir pour diriger ou conduire les Soldats qui se rendent dans l'Hôpital de St. Amand, que je me suis déterminé à donner cet Ouvrage au Public. Je ne lui ai donné que le Titre d'Essai, persuadé qu'il y a encore beaucoup de choses à ajoûter à l'Analyse: Car quelque attention que j'y aye pu donner, je sens parfaitement qu'il y a des procédés qui jetteroient un plus grand jour sur les principes de ces Eaux, & qu'il y en a d'autres qui auroient confirmé ceux que j'ai mis en usage. Quoi qu'il en soit, je crois que j'en ai assez dit sur cette matiere pour mettre les sçavans à portée de décider hardiment sur la nature de ces Eaux; mais il ne m'a pas été possible de porter la précision plus loin, n'aiant été occupé que trois mois à St. Amand, qui est à peu près le temps que dure la Saison des Eaux. Je ferai de nouvelles tentatives la Saison prochaine & je donnerai la plus grande attention aux effets de ces Eaux, afin, s'il est possible, de rendre dans la suite cet Ouvrage plus complet & plus instructif.

ESSAI PHYSIQUE

Sur les Eaux de St. Amand.

CHAPITRE I.

Description de la situation des Eaux de St. Amand & de leur antiquité.

AINT AMAND est une petite Ville des Pays-Bas dans le Comté de Flandres, avec une Abbaye célèbre dotée par Dagobert. Elle est sur la Rivière de Scarpe, sur les confins du Hainaut, environ à trois lieuës de Valenciennes & à cinq de Doüay, sous le 21.e degré 5. min. 42. sec. de Longitude, & au 50e. degré 27. min. 12. sec. de Latitude. (a)

A trois quarts de lieuë de Saint

____

(a) Diction. Géograp. trad. de l'Anglois de Laurent Echard. pag. 11.

près d'elle portant un écuſſon uni à la
Romaine.

Dans les remuëmens des terres, on
a trouvé des médailles des Empereurs
Romains, de *Jules-Céſar*, d'*Auguſte*,
de *Veſpaſien*, de *Trajan*, de *Néron*; un
pavé au pied de la Fontaine qui conduiſoit vers le midi avec des Fonde-
mens en forme de petites Loges, dont
la maçonnerie étoit fort difficile à dé-
molir. Mr. *Morand*, dans le Mémoire
qu'il a donné à l'Académie des Sciences, s'explique en ces termes: " On a,
„ dit-il, trouvé un petit Autel de bron-
„ ze avec les principaux traits de
„ l'Hiſtoire de *Remus* & de *Romulus*
„ en relief, dont j'ai fait l'acquiſition;
„ une petite Statuë du Dieu *Pan*, plu-
„ ſieurs de *Cupidon*, & quantité de
„ fragmens de Vaſes antiques faits
„ d'une terre bolaire, fine & rougeâ-
„ tre, telle que celle du Bucaros, &c.

Mr. *Morand* fait encore pluſieurs
autres remarques & pluſieurs réfléxions qui tendent à prouver que
les *Romains* ont connu nos Sources

minérales. (*a*) On sçait d'ailleurs que les *Romains* ont regné près de trois cens ans dans ce Pays : Tournay a même été souvent le Théatre malheureux de leur fureur. En 1696. de la création de Rome, vingt - huit ans avant la naissance de *Jesus-Christ*, *Jules-César* défit entiérement 60000. Nerviens. (*b*)

Tout cela prouve ce qu'on sçavoit déjà que les *Romains* ont habité ces Contrées ; mais ont-il connu les qualités minérales de nos Eaux ? Leurs Historiens n'en font aucune mention: Cependant les monnoies frapées au coin des Empereurs dont nous avons parlé plus haut & qu'on a trouvées dans les Boüés & les Fontaines, indiquent au moins qu'ils ont habité ces lieux ; le Chemin qu'on a découvert & qui conduisoit de la Source au midi, la force du ciment qui unissoit les pierres des murailles de ce Chemin, sem-

------

(*a*) Voyez le Mém. de ce sçavant Chirurgien inseré dans ceux de l'Acad. des Sci. 24. Avril ann. 1748.

(*b*) Ou Peup. du Hain. Voyez l'Hist. Rom. trad. de l'Ang. de Laur. Echard tom. 3.

blent encore annoncer un ouvrage des *Romains:* On feroit même tenté de croire que ces Statuës font des images des Divinités payennes qui fervoient autrefois à décorer ces lieux, & que ces Peuples y avoient placées comme une marque de leur reconnoiffance pour les Dieux qui avoient permi leur guérifon par l'ufage de ces Eaux.

Au refte les *Romains* connoiffoient les Eaux minérales. *Céfar* a connu & a fait ufage fans doute de celles d'Aix-la-Chapelle & du Mont d'Or en Auvergne; on y voit encore les Bains de *Céfar.* Ainfi puifqu'ils ont habité ces Contrées, comment ne fe feroient-ils pas apperçus de la vertu minérale de nos Eaux, de leur différence avec l'Eau fimple: Le goût, l'odorat fuffifoient feuls pour les en convaincre; &, s'ils s'en font apperçus, ils ont dû en faire l'application à leurs infirmités.

Mais, me dira-t'on, les *Romains* étoient peu en ufage de boire les Eaux minérales; les Bains de ces Eaux étoient plus de leur goût, fondé peut-être fur ce que *Hippocrate* & *Galien* avoient condamné l'ufage interne des

Eaux minérales en général. Le dernier traite des Bains de ces Eaux tant chaudes que froides, & ne dit rien de leur Boisson ; ce qui est d'autant plus surprenant que *Vitruve* dès le tems d'*Auguste* en avoit parlé, & que *Pline* qui a écrit avant *Galien*, en a fait mention dans son Histoire naturelle, où, traitant des Eaux minérales, il dit qu'elles ont augmenté le nombre des Dieux & des Villes ; c'est-à-dire qu'on a bâti des Villes proche de leurs Sources, & qu'on les a mises au rang des Divinités à cause des biens qu'on en recevoit : Ce qui doit faire juger qu'elles ont été fort en vogue avant lui, tant pour le Bain que pour la Boisson. C'est ce que j'ai déjà observé dans la Préface de cet Ouvrage.

On peut donc conjecturer, avec beaucoup de vraisemblance, que les *Romains*, qui ont eu une Colonie à Tournay, ont fait intérieurement usage des Eaux de St. Amand, & que, si elles avoient été plus chaudes, ils n'auroient pas manqué d'y faire construire des Bains & d'embellir leurs Sources : Nous y trouverions sans doute des restes de leur faste ou de leur magnificence, comme à *Bayes, Bourbon-Lancy, Aix-la-Chapelle*, &c.

Il est vrai que les Historiens de cette Nation n'en parlent nulle part: Cependant *Brassart* nous dit que Mr. de *Santraille*, Commandant autrefois pour le Roi à St. Omer, lui avoit dit qu'il ne s'étoit déterminé à venir prendre les Eaux de St. Amand, que parce qu'il avoit lu dans un vieux Livre gaulois qui traitoit de l'Histoire des *Romains*, qu'il y avoit une Fontaine minérale située dans un Bois voisin de Tournay, qu'il avoit supposé être celle de St. Amand. Il est certain qu'il n'y en a pas d'autre dans ces Cantons: Mais Mr. *Brassart* auroit dû s'informer du titre de cet ouvrage, le faire venir pour s'en convaincre; car il n'a pas dû s'imaginer qu'on l'en croiroit sur sa parole.

Il y en a d'autres qui ont pensé que les Statuës dont nous avons parlé, étoient des figures de Saints, tirées des Eglises & cachées dans la Fontaine, afin de les soustraire de la rage des *Iconoclastes*: En effet, en l'année 407. de l'Ere chrétienne, sous le regne de l'Empereur *Honoré*, St. *Jerôme* nous apprend que plusieurs milliers de personnes furent égorgées dans les Eglises, les Villes saccagées & détruites par les *Goths* & les *Vandales*, telles qu'Amiens, Arras, Tournay, &c.

Mais que ces Fontaines ayent été connuës des *Romains* ou qu'elles ne l'ayent été que dans le dernier Siécle par *Herroguelle*, peu importe : Leurs bons effets n'en font pas moins bien prouvés ; les suffrages de l'Antiquité n'ajoûteroient rien à leur vertu : La bonne opinion qu'on en a aujourd'hui, est assez bien établie, pour qu'on puisse se passer des éloges de *Varron*, de *Tacite* ou de *Pline*.

CHAPITRE II.

Examen Chymique des Eaux de Saint Amand.

LA Fontaine Bouillon a été ainsi nommée à cause de son agitation continuelle : Il s'éleve de son fond une grande quantité de Bules d'air qui viennent s'éclater sur la surface de l'Eau, & une infinité de petits corps transparens qui, de la surface, s'élancent à la hauteur de deux ou trois pouces ; ce qui arrive aussi lorsqu'on verse cette Eau dans un verre. Sur cette même surface on apperçoit encore des especes d'étincelles brillántes qui sont toujours en mouvement ; ensorte qu'on seroit tenté de croire qu'elle contient quelque chose de spiritueux ou de très-mobile qui s'evapore continuellement.

Cette Fontaine ne paroît d'abord avoir que deux ou trois pieds de profondeur ; son fond semble borné à un lit de sable très-fin, de couleur grise, rempli de petits brillans & qui est dans un mouvement perpétuel de tourbillons : Mais ce prétendu fond n'est, comme nous venons de dire, qu'un lit de fable mouvant qui n'offre qu'une foible réſiſtance aux corps qu'on y applique : Au-delà, c'eſt un gouffre dont la profondeur n'a pu encore être bien déterminée.

L'agitation de ce fable ne m'a paru dépendre que des Sources qui pouſſent de tous les côtés & de bas en haut : Les bules qui s'élèvent ſans-ceſſe, ſont, ſans doute, produites par l'union des petits élémens aëriens diſperſés auparavant & ſans reſſort dans le fluides aqueux, qui s'élèvent avec force juſqu'à la ſuperficie de l'Eau, où, ceſſant d'être comprimés, ils éclatent avec bruit.

Mais quelle eſt la cauſe qui produit ce dégagement ? Elle peut dépendre ou de la chaleur ſouterraine qui ſe communique à l'Eau, ou du mouvement inteſtin & imperceptible qui ſe paſſe entre les parties de minéraux dont ces Eaux ſont chargées, ou peut-être de ces deux cauſes réünies : Je laiſſe aux Phyſiciens la déciſion de ce phénomene.

Si on y plonge un bâton, il revient impétueuſement ſur lui-même : Une perche de trente pieds trouve quelques obstacles à une certaine profondeur, mais ces obstacles disparoissent vîte; bien-tôt la perche devient trop courte, & la puissance qui, du sein de cette Fontaine, tend à la repousser, l'entraîne de l'autre côté du Réservoir, ou l'éleve subitement, si on cesse de la tenir.

Feu Mr. le Maréchal de *Vauban* y fit jetter une poutre par une de ses extrémités, mais elle remonta avec autant de force qu'elle étoit descenduë; toutes les autres tentatives n'ont pas eu plus de succès.

Ces Eaux sont claires, limpides, sentent très-peu le Soufre & sont toujours tiédes: Celles de la Source d'Arras sont plus sulfureuses; elles ont une forte odeur d'œufs couvés; cette odeur est plus forte le matin, quelques heures après le lever du Soleil: Cela n'est pas étonnant; le froid de la nuit resserre les Corps & diminuë par-là l'évaporation des parties volatiles: D'ailleurs l'air pese davantage sur les Corps pendant la nuit. Or ce surcroît de pesanteur doit être une cause qui mo-

dere

dére l'élévation des particules odorantes ; mais la chaleur du Soleil venant
ensuite à agir sur ces particules , elle
les fait élever & les disperse dans l'At-
mosphére ; mais la chaleur continuant
d'agir , ce qu'il y a de volatil , s'épuise
en partie : Delà vient que cette odeur
n'est plus si sensible dans le milieu du
jour.

Il s'attache au bois & aux pierres
qui sont exposées aux courans & aux
vapeurs de ces Fontaines , une espece
de Tartre , dont la surface est de couleur de Soufre pâle. Cette matiere
ramassée & séchée , exposée ensuite
sur une platine de fer rougie au feu ,
donne une odeur très-forte de Soufre , fume & noircit l'argent qu'on
y expose, se change en charbons , blanchit & a le goût acre des Sels alkalins.

J'ai remarqué aussi sur les différens
corps qu'on retire de ces courans ,
des Crystalisations en forme d'aiguiles
très-aiguës, lesquelles, étant jettées sur
des charbons ardens, susoient comme
le Nitre.

Lorsqu'on laisse reposer cette Eau
dans un vase, il se forme à sa surface

de petites lamines d'une grande té-
nüité, qui réfléchissent diversement la
lumiere. Ces Lamines par leur couleur, m'ont paru semblables à celles
qui se forment sur l'eau des Forgerons.
Outre ces petits corps, (si c'est dans un
vase d'étain qu'on ait mis cette Eau,)
il s'attache au parois de ce vase une substance terreuse, qui quelquefois est
jaune, & d'autrefois comme de la Craie:
Cette terre fermente avec les Acides.

Si l'on verse pendant l'obscurité des
esprits d'Urine & de Térébentine dans
la Fontaine Bouillon, on voit une espece de flamme au dessus de l'eau,
&, dans le jour, le plus beau cercle
de couleurs, des nuances semblables
à celles de l'Arc-en-ciel: Cette expérience m'a réüssi dans le jour comme
à Mr. *Doisan*, (1) mais je n'ai rien
vû dans l'obscurité. (2)

---

(1) Mr. Morand dit que cette expérience ne
conclut rien, puisqu'elle a également lieu avec
l'eau commune; cependant elle ne m'a pas réüssi avec l'eau simple: Ainsi, je continuéray de regarder les phénomenes qui en résultent comme
particuliers à nos Eaux.

(2) Méd. pens. de la Vil. de Tour. dans
un petit & mince ouvrage en form. de Let. adres.
à Mrs *de Megrigny & de Vauban.*

On trouve dans le voisinage de ces Fontaines, des terres de différentes couleurs: Il y en a de jaunes comme de l'Ocre; il y en a de brunes; on rencontre quelquefois des Marcaffites ferrugineux &c.

Lorsqu'on verse ces Eaux, fortant de leur fource, dans des verres, elles petillent comme du vin, & il s'en détache de petits globes transparens qui s'élevent à la hauteur de deux ou trois pouces.

Une piéce d'argent éxpofée à l'action de cette Eau, jaunit d'abord, noircit enfuite : Mais cet effet a plus promptement lieu dans l'eau du Tonnelet & dans la Fontaine négligée, que dans celle de Bouillon.

Si on les laiffe pendant vingt-quatre heures dans des vafes ouverts, elles perdent leur faveur & leur odeur : Alors elles paroiffent prefque réduites à la condition de l'eau commune & ne noirciffent plus l'argent; celle du Tonnelet s'évapore moins vîte.

Mais fi on les renferme dans des bouteilles éxactement bouchées &

goudronnées, cette dissipation est peu
sensible. De cette maniere j'en ai
conservé pendant quarante jours dans
des temps chauds : Au bout de cet
espace, elles ont noirci l'Argent &
ont répondu à toutes les épreuves.
Cette expérience démontre que les
parties fugitives de cette Eau, peuvent
être retenuës, & en même temps la
possibilité de les transporter dans les
lieux éloignés.

L'eau de ces trois Sources mêlée
à partie égale de lait sortant du pis de
la Vache, n'y a produit aucun chan-
gement sensible ; mais il m'a paru
qu'elle s'opposoit à la disposition qu'a
ce fluide animal à s'aigrir. Ce mouvement spontané de fermentation qui
arrive promptement au lait dans un
temps chaud, n'a paru ici qu'au bout
de vingt-quatre heures ; tandis qu'une
partie du même lait seul, dans un vase différent & dans le même air,
s'est aïgri dans l'espace de douze
heures.

Mr. *Morand* dit aussi dans son Mémoire sur ces Eaux, que, non-

feulement elles ne fe coagulent pas
lorfqu'on les fait bouillir enfemble,
mais qu'il fe caille moins vîte que celui qui a bouilli avec de l'eau fimple.

Ces Eaux, fur tout celles du Tonnelet & de la Fontaine négligée, paroiffent produire quelques changemens
dans le fang: Car ayant pris une partie de fang fortant de la veine d'un
homme fain, & l'ayant mêlé à deux
parties d'Eaux minérales, j'ai obfervé
qu'il ne s'eft pas coagulé d'abord; le
Caillot ne s'eft formé qu'une demie
heure après: Au bout de cinq heures,
j'ai verfé l'eau qui furnageoit; le Caillot avoit peu de confiftence: Cependant le fang de cet homme s'étoit coagulé dans un autre vafe prefque en
fortant de la veine, & il s'y étoit formé une coëne fort dure.

Enfin, ayant fait bouillir une certaine quantité d'Eau du Tonnelet &
l'ayant mêlée à partie égale de la même Eau fortant de fa Source, je fis
faigner un homme dans ce mélange;
il ne s'y forma point de lambeaux lymphatiques comme il s'en forme toujours dans les faignées qui fe font dans

C 3

l'Eau simple : Ce ne fut qu'après le refroidissement de cette Eau que j'apperçus quelques matieres gélatineuses vers les parois du vase, mais qui n'étoient nullement fibreuses ; elles se fondoient totalement à la chaleur de la main : Preuve certaine qu'elles appartenoient en propre aux Sucs gélatineux, & non à la Lymphe.

De ces dernieres expériences il faut nécessairement conclure que les Eaux de St. Amand ont la propriété d'entretenir la dissolution de nos Sucs albumineux ; mais il ne paroit pas qu'elles agissent de même sur les Sucs gélatineux.

Mr. *Faget*, célébre Chirurgien de Paris, avoit déjà observé que les Eaux d'Aix-la-Chapelle produisoient le même effet sur les Lymphes : Car, ayant saigné une personne du pied dans ces Eaux, il vit avec surprise que les Sucs lymphatiques y restoient en dissolution ; il ne vit aucunes traces de ces grands lambeaux qui ne manquent jamais de se former dans de l'Eau ordinaire : Ce qui a fait conclure à Mr. *Faget* que les Eaux sulfureuses n'agissent pas seulement comme de simples resolutifs, mais qu'elles agissent aussi sur nos Sucs albumineux, soit qu'on les prenne intérieurement, soit qu'on les appliquent extérieurement. (1)

Cette remarque de Mr. *Faget* semble prouver que les Eaux d'Aix ont cette qualité dissolvante à un degré plus éminent que celles de Saint Amand. Quoiqu'il en soit, il y a apparence que cet effet doit être attribué à la partie alkaline qui se trouve dans ces Eaux minérales; car nous n'y connoissons que cette substance capable de la produire: Mais en attendant que nous en démontrions l'éxistence dans celles de St. Amand, je vais parler du Soufre dont elles paroissent chargées.

Tous ceux qui en ont écrit, assurent qu'elles contiennent du Soufre. Il paroit cependant que Mrs *Brisseau* & (2) *Doisson* en doutoient: Le premier les croyoit principalement vitrioliques & ferrugineuses; le second y

---

(1) Mém. de l'Acad. de Chir. pag. 591. T. 1.

(2) Dans une Lettre adressée à feu Mr. *Faget* & signée de Mr. *Brisseau* qui m'a été communiquée, & qui, je crois, n'a jamais été imprimée.

admettoit une vapeur de Soufre. *Mignot* & *Braffart* affurent qu'elles contiennent un vrai Soufre ; mais ils en
démontrent mal l'éxiftence. Selon Mr.
Morand, on n'y a pas trouvé en nature ce
qu'on appelle vrai Soufre minéral.
Herroguelle n'en dit prefque rien ; du
moins ce qu'il en dit, n'eft rien moins
que concluant.

Mignot & *Braffart* n'ont jamais pu
réduire le Soufre de ces Eaux fous une
forme concréte ; l'odeur d'œufs pourris, celle de certaines matieres tirées
des Fontaines & la couleur plombée
que ces Eaux communiquent à l'Argent, font les feules preuves qu'ils ont
alléguées de l'éxiftence de ce minéral.

Mais n'y a-t'il que le Soufre dans la nature capable de produire ces phénomenes? Les œufs durcis fous la braife n'ont-
ils pas une odeur fœtide & ne noircif-
fent-ils pas l'Argent ? Les fubftances
animales & végétales qui fe pourrif-
fent, n'ont-elles pas la même odeur
& ne font-elles pas la même impref-
fion fur l'Argent? Ce même Argent ne
prend-t'il pas au fond de la Mer une
couleur de plomb prefque ineffaçable?

On ne sçauroit le nier ; il y a des faits
qui mettent toutes ces choses hors
de doute : Or si cela est ainsi, oseroit-
on assurer que le Soufre est la seule
matiere dans les Eaux minérales qui
puisse faire de telles impressions ?
Ne pourroit-il pas y en avoir que nous
ne connoissions pas encore, ausquel-
les l'on puisse attribuer ces effets ?
La chose est possible, & un esprit éxact ne sçauroit se contenter de preuves si peu démonstratives de l'éxistence du Soufre. Il faut cependant
convenir qu'en général, elles indiquent
ce fossile dans les Eaux thermales, &
lorsqu'elles sont jointes à d'autres preuves, il en résulte une vraie démons-
tration.

J'ai déjà dit à la page 25. que le
Soufre s'attachoit aux différens corps
qui se trouvent dans les courans ou
voies de décharges de ces Fontaines, sous une couleur jaune pâle. Si
on l'enleve, il s'en attache d'autres
très-promptement. Cette matiere ou
ce Soufre est apperçu de tout le monde ; il est étonnant qu'il n'y ait que
les Médecins qui n'ayent pu le distinguer. J'en ai ramassé plusieurs fois,

& après l'avoir fait sécher, il a donné
toutes les preuves de son éxistence,
comme de se consommer totalement
dans la déflagration, de donner une
flamme bleuë, une odeur d'esprit sulfureux ou de vapeur suffoquante, de noir-
cir l'Argent & faire promptement en-
trer le Fer en fusion.

Enfin, ayant ramassé une certaine
quantité de ces matieres & les ayant fait
bouillir dans une lessive de Sel de Tartre pendant long temps, je filtrai la décoction par le papier gris; ensuite par
l'addition du Vinaigre distillé, je pré-
cipitai une matiere brune fort legere
& en petite quantité, laquelle étant
séchée, se cassoit aisément & laissoit
voir de petits points blanchâtres.

Cette matiere exposée au feu, fu-
ma d'abord, donna ensuite une flamme
bleuë & une odeur pénétrante de Soufre, &c. qui cessa promptement; la fumée continua encore & avoit une
odeur de Bitume: Enfin il resta un
charbon leger & spongieux qui ne
blanchit qu'avec peine.

Dans cette opération, l'Alkali du
Tartre a divisé le Soufre & a formé

avec lui une espece d'*Hepar Sulphuris*
qui l'a rendu soluble dans l'eau. L'A-
cide du Vinaigre a précipité le Soufre & le Bitume, parce qu'ayant un
plus grand rapport avec l'Alkali, celui-
ci a abandonné les subftances fulfu-
reufes, lefquelles, n'étant plus fou-
tenuës, fe font précipitées au fond
du vafe. (1) C'eft ainfi qu'on fait
le Magiftere de Soufre & tous les
Magifteres.

Mais le Soufre précipité n'étoit pas
pur ; il étoit envelopé d'une matiere
noirâtre, graffe, d'une odeur défagré-
able que je confidére être de la nature du Bitume. Quoiqu'il en foit,
le Soufre minéral n'y étoit pas moins
diftinct, ainfi que je viens de le démontrer.

Mais ce Soufre s'étoit féparé de
l'Eau pour s'attacher à d'autres corps :
Il eft certain que l'Eau ne le diffout
point, elle le charie feulement ; il doit
donc s'en dégager & s'unir aux corps
voifins. D'où vient donc l'odeur d'œufs
couvés ou d'*Hepar Sulfuris* de ces Eaux?

─────────────────

(1) Voyez la Tabl. des rap. de Mr. *Geof.* colo.
7. mém. de l'Acad. des fciences. Ann. 1718.

Elle ne peut venir que d'une partie de ce Soufre combiné avec l'Alkali ; ce qui le rend soluble dans l'eau. Cependant les Acides n'en précipitent pas la plus petite partie ; ce qui semble d'abord renverser toute idée de foie de Soufre.

On observe néanmoins que tous les précipités qui résultent des différens mélanges que l'on fait avec ces Eaux, sont gras, fument long-temps, lorsqu'on les expose à l'action du feu ; mais on n'y reconnoit pas toutes les propriétés du Soufre. D'ailleurs ces Eaux enfermées dans des Bouteilles pendant plusieurs mois, ne déposent aucunes matieres sulfureuses, conservent leur limpidité, leur transparence, leur odeur fœtide, noircissent l'argent ; en un mot, le Soufre y paroit éxistant, quoique sous une forme invisible.

Il n'en est pas de même si on les expose dans des vases ouverts ; elles perdent bientôt cette odeur d'*Hepar*. Seroit-ce donc cet *Hepar* lui-même qui seroit si fugitif, & par-là différent de celui des Chymistes ? En effet, ne pourroit-il pas être composé d'un

Alkali

Alkali & d'un Soufre volatil très-par-
faitement combinés dans les entrailles
de la Terre par l'action des feux souterrains ? & ne seroit-ce pas d'une telle
combinaison que dépendroient les principales qualités de nos Eaux ?

Quoiqu'on ne puisse pas tirer le Soufre immédiatement de ces Eaux, il
n'y éxiste pas moins : Car, non seulement les précipités sont un peu bi-
tumineux, mais, si on s'est servi de
la solution d'Argent ou de Mercure
dans l'esprit de Nitre, ils se couvrent
d'une pellicule plombée ou noire qui
paroit appartenir au Soufre minéral.

Si on distille ces Eaux, sur-tout
celles d'Arras & de la Fontaine négligée, on sent une odeur de Soufre
qui remplit tout le laboratoire ; &
bientôt l'odeur & le goût d'œufs couvés disparoissent en peu de temps
dans l'Eau qui reste dans le Cucurbite.

Il semble, par tout ce que je viens
de dire, que le Soufre est dans deux
états différens dans ces Eaux ; 1.° pur
& sans mélange, & s'en sépare aisément ; 2.° il paroit y éxister sous la

forme d'*Hepar Sulfuris* en très-petite quantité, mais très-atténué, d'une grande volatilité, & que l'on ne peut retenir que dans des vases bien fermés, du moins pendant un certain temps.

Après avoir établi d'une maniere incontestable l'éxistence du Soufre minéral dans les Eaux de St. Amand, je vais prouver qu'elles contiennent un Esprit sulfureux volatil.

Lorsque le Soufre brûle lentement, les Vapeurs qni s'en éxhalent, ont une odeur si pénétrante, qu'elles sont capables de suffoquer sur le champ ceux qui en respirent une certaine quantité. On nomme ces Vapeurs Esprit sulfureux volatil. Il y a apparence, dit Mr. *Macquer* dans ses *Elemens de Chymie*, que cet effet est produit, parce qu'il reste encore un partie du phlogistique combiné avec l'Acide d'une maniere différente de celle dont il est joint dans le Soufre même, &c. Il y a dans la Ville d'Aix-la-Chapelle en Allemagne, un grand puits d'Eaux minérales chaudes qu'on a été contraint de couvrir & de boucher, parce

qu'il en exhaloit une odeur de Soufre
si forte, qu'elle étoit capable de suffoquer une personne qui auroit tenu
dessus son visage panché. On leve de
temps en temps le couvercle de ce
puits, & l'on y trouve attaché une
grande quantité de Soufre qui s'y est
sublimé en fleurs blanche ; ce Soufre
est doux, & il est employé dans le
pays aux mêmes usages que le Lait de
Soufre. (1)

Cette matiere si pénétrante qui s'é-
vapore & qui est si fugitive, n'est-elle
pas une espece de *Gas silvestre? Van-
helmon* avoit donné ce nom à la vapeur enyvrante qui s'éleve des tonneaux où le moust est en fermentation, & qui est funeste à celui qui
en approche imprudemment: Les *Chymistes* ont vainement tenté les moyens
de le retenir ; il est aussi *incoërcible* que
les vapeurs subtiles de la plûpart des
Eaux minérales.

Mr. *Staalh* a trouvé par hazard le
moyen de retenir ce Phlogistique ou

____

(1) Voyez l'Emery Diction. universel des
Drog. simpl. pag. 848.

D 2

cet esprit sulfureux volatil. En distillant
du Vitriol, la cornuë se fêla & le phlogistique du charbon passoit par cette
felure pour s'unir à l'acide du Vitriol avec lequel il a une grande affinité, & par cette union, fournissoit,
au grand étonnement de Mr. *Staalh*,
un Acide sulfureux volatil ; mais ce
sçavant Chymiste ayant connu la cause de ce phénomene, inventa une machine propre à le rassembler. (1)

Voici un procédé qui, non seulement démontre que cet Esprit se trouve dans nos Eaux, mais qui prouve
en même temps qu'il est de la nature
du Soufre minéral. Remplissez, à quelque
chose près, une Bouteille d'Eau de
la petite Source d'Arras ou de la Fontaine négligée; couvrez l'orifice de cette
Bouteille avec du papier à filtrer comme étant d'un tissu moins serré que

---

(1) J'essayerai dans les suites sur le sulfureux
volatil de nos Eaux, à l'imitation de Mr. de
Staalh, quelques moyens propres à le rassembler ; par éxemple de petits linges trempés dans
une dissolution d'Alkali fine, d'où il résultera peut-
être par les procédés ordinaires des Crystaux
en houpe comme ceux du Succin.

le papier à lettres ; faites en sorte que
ce papier reste bien étendu sur cet
orifice : Mettez ensuite une piéce d'argent bien nettoyée des matieres hétérogenes qui auroient pu s'attacher à ses
surfaces ; vous verrez que la surface
de cet argent qui touche le papier,
deviendra noir ou très-plombé dans
l'espace de deux heures, de toute la
grandeur de l'orifice de la Bouteille.

Si l'on sature de la craie de Brian-
çon avec une solution d'argent de coupelle dans l'Esprit de Nitre & qu'on
l'expose sur le papier après l'avoir
fait sécher, il en résulte le même effet, je veux dire qu'elle jaunit & noircit comme la piéce d'argent.

L'Eau de la Fontaine Bouillon ne
produit pas cet effet aussi promptement que l'Eau des deux autres Sources, & même elle ne donne qu'une
couleur jaune à l'argent. Lorsqu'on
veut réüssir dans ces expériences, il
faut les faire immédiatement après a-
voir puisé l'Eau ; si on différoit une
heure seulement, elle seroit sans succès. Il convient, par la même raison,
de renouveller l'eau chaque fois qu'on

D 3

veut la faire ; car l'Esprit sulfureux se
dissipant très-vîte, la même Eau ne
sçauroit en fournir pour une seconde expérience.

Par toutes les Expériences rapportées ci - dessus , il paroit assez clairement que nos Eaux contiennent un
Soufre soluble & très-volatil ; un in-
dissoluble & qui s'en sépare aisément ;
enfin un Esprit sulfureux volatil : Cependant , avant de finir ce Chapitre , je
vais rapporter une Expérience que j'ai
déjà touchée en passant ; elle est une
confirmation de ce que je viens de
dire , & elle prouve la possibilité de
transporter ces Eaux dans des lieux
éloignés.

Ayant renfermé l'Eau de la Source
de l'Evêque d'Arras dans des Bouteilles éxactement bouchées & goudronnées , il s'est d'abord formé de
petites sphéres transparentes au fond
de la Bouteille , lesquelles ont constamment resté dans la même situation pendant quarante jours. On voyoit
aussi sur la surface de l'Eau , près de
l'orifice de la Bouteille , une écume
globuleuse , semblable à celle qui se

forme sur le vin de champagne. Ayant débouché ces Bouteilles au bout
de quarante jours , cette écume se
dissipa dans le même instant en répan-
dant une odeur de sulfureux volatil. A-
lors j'apperçus une petite pellicule
jaune, grasse & inflammable ; le bou-
chon étoit legerement couvert d'une
poudre jaune tirant sur le gris, qui
me parut être du Soufre : Au reste,
cette Eau avoit conservé sa transparence, son odeur ; noircissoit l'argent,
comme si elle ne faisoit que de sortir
de sa Source, & ne paroissoit atteinte
d'aucun mouvement spontané , quoiqu'elle eût été dans une chambre fort
chaude & pendant les chaleurs de la
Canicule.

L'Eau de Bouillon se conserve de
même sans qu'il y ait de dissipation
sensible. *Brassart* dit en avoir conser-
vée l'espace de six mois sans se cor-
rompre ; il ajoûte qu'il n'a pas eu le
même effet de toutes , quoique pui-
sées au même temps : Il dit aussi qu'on
voit avec le microscope un dépôt
d'une terre sablonneuse dans le fond
des Bouteilles où l'on a conservé ces-

te Eau pendant un mois, & que cette terre fermente avec les Acides. Cela est possible, mais je ne l'ai pas apperçu. Il donne de grandes vertus à
cette terre, qui véritablement est toute alkaline, mais en si petite quantité,
qu'elle ne doit pas jouer un aussi grand
rolle qu'il le prétend.

Aprés avoir démontré le Soufre con-
tenu dans ces Eaux & la nature de
leurs parties les plus volatiles, je vais
éxaminer leur principes fixes, pour
passer ensuite à l'Analyse des Bouës.

CHAPITRE III.

*Où l'on continuë d'éxaminer la nature
des Eaux minérales de St. Amand.
par la voie des Mélanges.*

CEs Eaux éxaminées avec la *Noix
de galle* épineuſe, ne contractent ni couleur violette, ni noire : Il
en réſulte ſeulement une teinture de
paille qui eſt celle que communique
la Noix de galle à l'eau la plus ſimple.

Leur Mélange avec le *Syrop de Vio-
lettes*, ſemble verdir un peu ; ce qui
indique quelque Alkali terreux.

Le *Savon* s'y diſſout inégalement ;
il s'y gramelle dès le commencement
du Mélange : Ce qui ſemble prouver
qu'un Acide vitriolique ſe ſaiſit actuellement de l'Alkali du Savon, dont il
réſulte une ſéparation de la partie hui-
leuſe.

Cependant s'il y avoit un Acide vitriolique dans cette Eau, elle devroit
donner une couleur rouge à la *teinture
de Tournefol* ou à celle de *Violette* ; mais

c'est ce qu'elle ne fait pas, même après une longue évaporation, où l'Acide se trouvant plus rapproché, donneroit certainement des preuves de sa présence, s'il y éxistoit, comme quelques-uns l'ont cru.

Si on y mêle de *l'Huile de Tartre* par défaillance, elle devient laiteuse, donne une belle couleur d'Opale & dépose un leger sédiment. Cela semble prouver qu'elle contient un peu de Sel marin, ou quelques substances qui tiennent de la nature de la Craie; mais j'ai des raisons pour penser que l'un & l'autre y contribuent.

Elle ne fermente avec aucun Acide. Ceux que l'on tire du *Regne minéral*, y font naître une grande quantité de petites Bules qui s'attachent aux parois du verre; quelques-unes de ces Bules s'élèvent à la surface, où elles disparoissent.

L'action des bules est plus forte avec *l'Huile de Vitriol*; *l'Esprit de Nitre* n'en donne presque pas : Mais si on fait concentrer cette Eau par l'évaporation, par éxemple, dix livres réduites à une, il s'y fait alors un grand mouvement si on y fait tomber quelques gouttes d'Acide vitriolique.

La solution de Sublimé corrosif trouble ses Eaux en blanc, fait continuellement élever une grande quantité de bules d'air : Il se forme une pellicule sur la surface de l'Eau, laquelle étant vuë obliquement, réfléchit diversement la lumiere. Enfin la liqueur s'est totalement éclaircie au bout de trois jours, & j'ai apperçu un précipité blanc par petites masses irrégulieres, parsemé de petits grains orangés. *Le sublimé corrosif* a produit les mêmes changemens dans les Eaux du Tonnelet & de la Fontaine négligée, avec cette différence que le précipité dans celles-ci, étoit en masses applaties, moins denses & d'un gris sale.

La couleur laiteuse de ce Mélange semble indiquer un Alkali volatil urineux dans nos Eaux : Car on sçait que la solution de sublimé corrosif prend cette couleur avec ces sortes de Sels ; elle rougit au contraire avec les Alkalis fixes, & il y a bien apparence que la portion orangée du précipité dont nous avons parlé plus haut, appartient à quelques matieres qui tiennent de la nature de ce dernier Alkali: Mais comme ces corpuscules orangés étoient en petite quantité, & que la précipitation a été longtemps à se faire, il y a lieu de croire que les substances alkalines ne sont pas pures dans ces Eaux, qu'elles y sont mêlées avec quelques Acides. La nature de cet Acide, sera en partie, prouvée par l'expérience suivante.

Ayant versé sur dix onces d'Eau du Tonnelet quelques gouttes de *solution d'Argent de coupelle dans l'Esprit de Nitre*, le mélange s'est troublé d'abord en blanc sale, puis a pris une couleur grisâtre, s'est éclairci ensuite peu à peu, & il s'est fait un précipité noir : Cette couleur noire n'étoit simplement qu'à la superficie du dépôt & produite par le Soufre qui s'étoit attaché à l'Argent.

Sous cette pellicule noire, le précipité étoit blanc, semblable à un caillé legérement grenu.

La même solution a donné à l'Eau de Bouillon une couleur d'Opale fort intense. Il s'est formé au fond du verre

un

un précipité semblable au précédent, excepté que la superficie étoit beaucoup moins noire.

Ces précipités exposés à l'action du feu sur une platine de fer, se sont ramollis au point de se laisser couper aisément: L'action du feu continuant toujours sur le précipité, il s'est dissipé en partie, l'autre portion est restée fixe sur la platine.

Il paroit, par tout ce que je viens de dire, que ce précipité est en partie une Lune cornée; ce qui prouve que les Eaux de St. Amand contiennent un peu de Sel marin : Car il n'y a que ce Sel qui puisse précipiter l'Argent en Lune cornée.

La Solution du Sel de Saturne paroit encore une preuve de l'éxistence du Sel marin dans nos Eaux. En effet, cette solution donne à ces Eaux une couleur laiteuse & forme un précipité fort blanc, qui est ce que les Chymistes appellent Plomb corné. Cependant si cette expérience étoit seule, elle ne prouveroit pas d'une maniere évidente le Sel marin : Car les

E

Eaux minérales qui contiennent un
Acide vitriolique, se troublent en blanc
& donnent un précipité à la vérité
moins blanc que celui qui a été produit par l'Acide marin ; les Alkalis fixes & les volatils précipitent aussi le
Plomb dissous par le vinaigre : Ainsi
il y a bien de l'apparence que l'Alkali
de nos Eaux entre pour beaucoup dans
les phénomenes qui ont paru dans
cette derniere expérience. Je pense
aussi que c'est à ces Alkalis qu'on doit
attribuer la couleur d'Opale que prend
l'eau de Chaux qu'on mêle avec ces
Eaux.

Je ne parlerai point des autres Mê-
langes que j'ai faits pour connoître
la nature de ces Eaux , parce qu'ils
ne font que prouver ce qui est déjà
démontré , ou qu'ils n'ont pas réüssi
comme je le desirois : Ainsi , sans m'arrêter plus long-temps sur ce genre
d'expérience , je vais passer à l'évaporation & à quelques - autres procédés
qui y ont rapport.

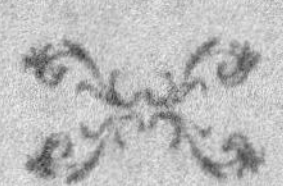

CHAPITRE IV.

De la nature des Eaux de St. Amand
par la voie de l'Evaporation.

SIx livres d'Eau du Tonnelet doucement évaporées dans un plat de terre bien verniffé, ne donnerent prefque pas de pellicule : Celle qui parut étoit très-fine, & elle ne fe montra que lorfque l'Eau fut réduite à peu près à quatre ou cinq onces. Alors je retirai le vafe du feu pour le porter dans un lieu frais ; mais ce fut inutilement : Il ne fe fit aucune forte de cryftallifation. Il s'étoit fait un précipité blanc, friable, nullement adhérant au vafe & qui m'a paru n'être qu'un fable d'une grande fineffe, mêlé avec une terre abforbante : Je décantai la liqueur pour avoir ce précipité. Cette Liqueur évaporée enfuite jufqu'à ficcité, donna des réfidences blanches, terreufes, legérement falines, & qui, jointes au précipité dont je viens de parler, pefoient environ trente grains ; ce qui fait à peu près cinq grains par livre d'Eau, fans comp ter ce qui est resté attaché aux parois du vase qu'on peut évaluer à deux grains.

L'Eau de Bouillon & celle de la Fontaine négligé n'ont donné que trois grains par livre : *Mignot* en a tiré neuf grains, *Braffart* dix, Mr. *Morand* deux. Cette différence dans le poids des résidences, ne me paroit pas dépendre des changemens que l'on a cru qui se paffoient journellement dans ces Eaux: Je ne veux pas nier cependant que cette caufe n'y entre pour quelque chofe; mais il y a bien plutôt lieu de croire que cela vient des vafes dont on fe fert ; Car j'ai obfervé qu'à un certain degré de concentration, cette Eau traverfoit les plats avec une extrême facilité. Ceux dont je me fuis fervi, étoient affez bons, mais ils n'étoient ni de verre, ni de grais, comme ceux que Mrs. *Mignot* & *Braffart* avoient vraifemblablement employé & il faut croire que Mr. *Morand*, qui n'a fait fes expériences qu'en paffant, aura pris ceux qui fe feront préfentés les prémiers. Mr. *Goffe*, Médecin de l'Hôpital de St.

Amand, qui a fait évaporer ces Eaux
dans des vafes de verre, a véritablement retiré neuf grains de réfidences
par livre.

Ces réfidences (lorfque l'évaporation a été fort lente ou faite au foleil,) font très-blanches, par petites
lames tranfparentes & prefque auffi
legéres que le Sel fédatif de *Homberg*;
enforte que leur poids ne répond nullement à leur volume.

J'obferverai encore ici que, quand
on fait évaporer ces Eaux, il fe forme fur leur furface une infinité de
petites parcelles applaties, blanches
& legéres, fans adhérer l'une à l'autre, qui fe multiplient jufqu'à la moitié ou environ de l'évaporation, ref-
tent enfuite dans le même état & font
à la fin de l'évaporation une partie
des réfidences.

Ces réfidences font effervefcence
avec les Acides : L'Huile de Vitriol
fur-tout y excite un grand mouvement;
elles donnent une couleur verte au
Syrop Violat ; elles attirent l'humidité de l'air affez promptement.

E 3

Si on jette ce sédiment sur une pelle
rougie au feu, il étincelle, donne de
la fumée, jaunit, noircit & blanchit
à la fin. Au reste, ces résidences ont
répondu à toutes les expériences dé-
taillées au Chapitre troisième.

Deux parties de ces mêmes résidences mêlées à une partie de Charbon
en poudre & jettées sur une platine de
fer rougie au feu, ont brulé vîte, & on
a vu une agitation subite dans cette
poudre qui l'a dispersée sur les côtés :
Cette legére explosion paroit appartenir au Nitre ou à l'air fixé dans ce
Sel que le feu raréfie subitement. J'ai
répété cette expérience chez Mr. *Gosse*
avec les résidences qu'il avoit chez
lui, dans lesquelles on voyoit aussi a-
vec le Microscope de petits crystaux
d'une grande finesse : Mais, sans ce secours, ces crystallisations ne sont sensibles qu'au goût ; elles sont tellement
embarassées avec la partie bitumineuse, qu'il est impossible de les dégager
assez pour permettre aux parties de
Sel de se figurer en crystaux. Si pour
dissiper ces matieres grasses, on calcine les résidences dans un creuset,

la maſſe ſe change d'abord en charbons, & ce n'eſt qu'avec peine qu'on
parvient à diſſiper cette Huile ténace:
Mais qu'arriva-t'il après cette diſſipation? que toute cette maſſe s'eſt
alkaliſée. Alors il n'y paroit plus aucuns veſtiges de Sel neutre, parce
que la matiere graſſe changée en charbons, agit ſur les Sels comme le charbon agit ſur le Nitre lorſqu'on fait
l'Alkaëſt de Glaubert. Il n'eſt donc
pas étonnant que cette voie m'ait été
inutile, quelque éxactitude que j'aye
apportée dans les autres opérations que
j'ai faites ſur ces réſidences calcinées.
Cependant toutes ces difficultés ne
m'ont pas rebuté; j'ai fait de nouvelles tentatives. Par exemple, après
avoir réduit huit bouteilles d'Eau minérale à quatre par l'évaporation, j'y
ai jetté une certaine quantité de Chaux
vive; il ſe fit dans le même inſtant une
grande efferveſcence; je fis Bouillir
un moment: Alors je retirai le vaſe
du feu pour laiſſer éclaircir la leſſi-
ve; je la filtrai enſuite & je la fis évaporer doucement juſqu'à pellicule.

Je portai le vaſe dans un lieu frais,
comptant qu'il ſe formeroit des cryſ-

taux ; mais j'attendis vainement pendant trois jours : La pellicule me parut ſeulement plus ferme, plus unie ;
elle étoit blanche comme du cryſtal
minéral & ſe caſſoit comme ce Sel.

Sans déranger cette pellicule, je
fis évaporer par inſolation le reſte de
l'humidité : Alors il me fut aiſé d'enlever les réſidences ou la pellicule deſſéchée. Ces réſidences n'avoient con-
tracté aucune adhérence au parois du
vaſe, comme cela arrive ordinairement, ce qui eſt véritablement un
effet de la Chaux dont l'Alkali avoit di-
viſé la partie bitumineuſe.

En renverſant la pellicule deſſéchée,
j'apperçus à la ſurface intérieure, je
veux dire à la ſurface qui regardoit le
fond du vaſe, une infinité de petits
cryſtaux en forme d'aiguilles d'une
grande fineſſe : Ces petites cryſtalliſa-
tions m'ont paru toutes nitreuſes.

Il y a lieu de penſer que l'Acide
nitreux a été dégagé par l'Alkali de
la Chaux qui ſe l'eſt uni, &, par cette
union, a donné les petits Cryſtaux
dont je viens de parler, qui, ſans cet

interméde, auroient reſté cachés ou confondus avec les autres ſubſtances. Mr. *Rouël*, ſçavant Chymiſte, s'étoit déja ſervi de la Chaux vive pour découvrir l'Acide naturel des Plantes anticorbutiques : Un tel mélange lui fit connoître un Acide nitreux dans le *Coclearia* & dans les autres *Cruciata*.

Cet Acide paroit véritablement faire partie des principes de nos Eaux ; mais la pellicule fragile & caſſante à laquelle les Cryſtaux étoient attachés, appartient à la Chaux dont je m'étois ſervi. Ces réſidences, ſi l'on en excepte les petits Cryſtaux, étoient Alkalines ; mais il eſt ſurprenant que dans cette opération, je n'aye pas apperçu la moindre trace de Sel marin. Il eſt cependant démontré par les expériences précédentes, que ce Sel exiſte dans ces Eaux, mais en ſi petite quantité qu'on ne peut l'appercevoir que par ſes effets.

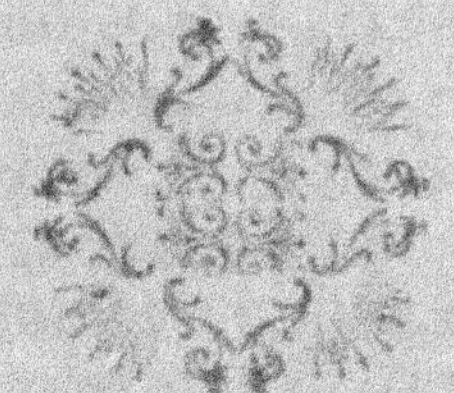

CHAPITRE V.

Où l'on examine la nature des Bouës par différens procédés.

LEs Bouës, comme nous l'avons dit, sont situées entre la Fontaine Bouillon & celle du Tonnelet, à peu de distance de ces deux Sources, dans un terrain un peu plus élevé que celui où sont placées les Fontaines.

Ces Bouës sont si délayées par l'eau, qu'on peut aisément s'y plonger tout le corps : Elles ont des Sources qui poussent avec tant de force, que ces Bouës seroient totalement délayées, si on n'avoit pas eu la précaution d'établir des issuës à cette Eau.

A six pieds de profondeur, on ne trouve plus de Bouës; c'est un Sable mouvant, au travers duquel passe l'eau chargée des principes actifs des Bouës. Ce Sable est gris, rempli de brillans, absolument semblable à celui de la Fontaine Bouillon; les Bouës elles mêmes en contiennent beaucoup.

On trouve quelquefois sur la surface des Bouës, ou plutôt sur l'Eau qui séjourne dans les cellules que l'on a pratiquées pour les contenir, une matiere semblable à des glaires d'œufs : Cette matiere desséchée, brule en s'enflammant & répand une odeur qui approche de celle du Soufre.

Ces Bouës exhalent une odeur assez désagréable, principalement le matin, lorsque le soleil commence à les pénétrer ; mais cette odeur n'entête personne : Ceux même qui s'y plongent, n'en sont jamais incommodés.

Si on les expose dans un vase à l'action du feu, elles donnent une odeur fœtide, semblable à celle des excremens humains.

Si on cesse de les remuer pendant quelques jours, il se sublime, dans plusieurs endroits de leur surface, une matiere jaune-pâle, d'un tissu serré, uni & cassant, plus ou moins épais. Cette matiere doucement enlevée avec une carte ou autre chose que l'on passe adroitement par dessous, & mise ensuite sur une platine de fer très chaude, donne les phénomenes suivans.

La chaleur fait d'abord diffiper l'humidité ; cette fubftance devient enfuite d'un très-beau jaune citrin, donne une flamme bleuë, bouillonne en brûlant & répand une odeur pénétrante d'Efprit fulfureux volatil.

A ces traits on doit reconnoitre le Soufre minéral ; on le voit même fe dégager du fein des Bouës, lorfqu'on regarde attentivement dans les endroits où il fe forme de petits bouillonnemens : J'en ai ramaffé plufieurs fois qui, après être feché au feu, avoit une belle couleur de citron comme le Soufre de Kitto.

Une lame d'argent plongée dans les Bouës, en fort jaune ou noire.

Il eft bien étonnant que les Auteurs qui ont écrit fur les Eaux & les Bouës de St. Amand, n'ayent pas apperçu ce foffile : Il y faute aux yeux, il ne s'agit que de le ramaffer.

La plupart des Médecins s'imaginent que ces Bouës ne contiennent qu'une qu'une Huile bitumineuse liquide, qu'elles reçoivent des mines de Houille : Je ne nie pas que cette Huile de la terre n'entre dans la composition des Bouës de St. Amand ; il est facile de l'y reconnoître. Les Eaux thermales & les Bouës où ces sortes d'Huiles abondent, n'en font que plus efficaces contre certaines maladies chroniques ; elles font anti-hystériques, résolutives & fort pénétrantes : Je sçais même que leur acide, sur tout dans l'Huile pétréole, y est moins engagé que dans le Soufre solide ; les molécules qu'il forme avec l'Huile élémentaire, y font plus subtiles ; ce qui les rend plus odorantes & plus pénétrantes que le Soufre commun.

Mais outre l'Huile bitumineuse, il y a aussi un vrai Soufre minéral composé d'acide vitriolique, d'air, de terre, d'huile élémentaire & de beaucoup d'eau.

Ces Bouës contiennent un sulfureux volatil de la nature du Soufre commun. Pour le prouver, j'ai répété avec ces Bouës l'expérience rapportée à la page 41. Elle prouve invincible-

ment ce sulfureux dans nos Eaux minérales ; mais il m'a paru que cet Esprit volatil étoit en plus grande quantité dans les Bouës.

Enfin, ayant pesé six livres de Bouës,
je les fis bouillir dans une certaine
quantité d'eau simple. Au premier degré de chaleur, & lorsque la surface
de l'eau étoit encore froide, il s'excita
un bouillonnement dans les Bouës qui
avoient pris le fond du vase ; il s'en
élevoit continuellement de grosses bules d'air qui venoient s'éclater à la surface. A un degré de feu un peu plus
fort, toute cette surface se couvrit
d'une écume noire, grasse & fort é-
paisse, & bien-tôt le laboratoire fut
rempli d'une odeur pénétrante de Soufre & de Bitume.

Les vapeurs que la chaleur faisoit
élever dans le commencement de l'o-
pération, étoient épaisses & blanchâtres. L'écume continua de se former
à un tel point, que je crus que toute la
matiere alloit se convertir en Bitume.

Je retirai le vase du feu pour éviter une trop grande dissipation de la

liqueur. Je la laiffai éclaircir & la versai doucement fur des philtres ; mais elle les traversa avec peine, parce que la matiere graffe en bouchoit les pores : Il en resta une partie fur le papier, l'autre partie le traversa avec l'eau ; ce qui m'obligea de réïterer trois fois la même opération. Alors l'Eau me parut plus claire, fa transparence étant pourtant altérée d'une couleur jaune brun, qu'elle ne perdit pas même par un repos de huit jours, quoiqu'il fe fût fait un précipité fort confidérable d'une matiere graffe.

Ayant ainfi purifié cette efpece de leffive, j'en pris trois onces, avec lefquelles je mêlai un peu de Noix de galle épineufe : Elle prit affez vîte une couleur pourpre & la furface fe couvrit d'une pellicule graffe, (ce qui femble indiquer quelque chofe de ferrugineux,) & peu de temps après un précipité glutineux d'un blanc fale.

Enfin, je fis évaporer la leffive philtrée jufqu'à pellicule. Je la portai enfuite à la Cave ; mais il ne fe fit aucune efpece de cryftaux ; la pellicule

devint seulement plus épaisse, & il se
fit un précipité assez considérable. Je
décantai la Liqueur sur une assiette
de porcelaine bien polie : Ce précipité fut mis à part, & la liqueur exposée à une chaleur douce jusqu'à ce
que toute l'humidité fut évaporée. Je
trouvai alors un sédiment jaune, gras,
d'un goût salin, semblable à celui
du Sel marin & qui sentoit l'aigre
comme de la Crême de Tartre que
l'on calcine, fortement adhérent au
poli de l'assiette. Ce sédiment bien rassemblé pesoit cent quinze grains,
ce qui fait dix-neuf grains par livre
de Bouës, sans compter ce qui est
resté attaché au parois des vases dont
je me suis servi, sans parler de ce qui
s'est perdu dans l'écume, dans l'eau
même que je n'ai pu enlever éxactement des Bouës : En sorte qu'on peut
bien évaluer les résidences à vingt-
quatre grains par livre de Bouës.

J'ai fait plusieurs tentatives pour
avoir des crystaux de ces résidences,
mais sans succès : La matiere grasse
encore plus dominante dans ce sédiment que dans celui que l'on retire

des Eaux , eft fans contredit la véritable caufe qui s'eft oppofée à l'arrangement & à l'éclat des parties de
Sel.

Ces réfidences s'humectent affez
promptement à l'air; elles fermentent
avec les Acides , verdiffent le Syrop
violat & en diminuent la vifcofité.

Le précipité dont j'ai parlé plus
haut, & qui s'eft fait après la premiere évaporation , étoit infipide ,
terreux, & pefoit trente-fix grains :
Examiné avec le couteau aimanté, n'a
donné aucune preuve de Fer. L'Huile
de Vitriol y excita une grande effervefcence ; jetté fur l'infufion de Noix
de galle, il la troubla en blanc fale ;
il fe forma une pellicule graffe &
verte fur la furface , & une heure
après, un précipité de même couleur.
Tous ces effets ne prouvent pas autre chofe qu'une matiere alkaline.

L'Efprit de vin verfé fur une partie des réfidences jufqu'à l'éminen-
ce de deux doigts, refte clair, tranf-
parent & ne fe charge de rien : Cela
n'eft pas étonnant; l'Alkohol fait peu

d'impreſſion ſur les Réſines minérales & ne ſe charge point de Sels.

Cet Eſprit n'a pas fait plus d'impreſſion ſur l'écume noire & graſſe dont j'ai parlé plus haut. Cette écume étoit devenuë fort ſolide par le deſſéchement, d'un tiſſu ſerré noir & luiſant : J'en pulvériſai environ deux dragmes que je laiſſai pendant trois jours en digeſtion ſur les cendres chaudes avec de bon Eſprit de vin ; une partie de cette matiere a reſté au fond du vaſe, & l'autre a ſurnagé la liqueur : L'Eſprit de vin, ainſi que je l'ai dit, n'en a pas diſſout la plus petite partie ; il a conſervé toute ſa tranſparence.

Une autre portion de cette écume deſſéchée, expoſée à un feu violent dans un creuſet d'Allemagne, s'eſt enflammée, a répandu une odeur bitumineuſe, une fumée épaiſſe, & ce n'a été qu'après une longue action du feu, que je ſuis parvenu à diſſiper la matiere graſſe : Celle qui eſt reſté dans le creuſet après cette diſſipation, étoit une ſubſtance terreuſe, fort dure, poreuſe, un peu rougeâtre & ſans ſaveur.

Voilà jufqu'ici quatre fortes de fubftances qui paroiffent fenfiblement
dans les Bouës de St. Amand, fçavoir un Soufre minéral, un Sulfureux
volatil, une Huile bitumineufe, un
Sel alkalin, & peut-être quelques matieres ferrugineufes : Du moins c'eft ce
que le mélange avec la Noix de galle femble indiquer. Cependant l'Aimant & les autres procédés que j'ai
tentés, ne viennent pas à l'appui de
cette expérience. Je les rapporterai
dans un autre endroit, afin qu'on
fçache à quoi s'en tenir là-deffus &
quel fonds on doit faire fur ce que les
Auteurs ont dit de l'éxiftence de ce
minéral dans nos Eaux.

Mais quelle eft la nature du Sel
neutre qui faifoit partie des réfidences falines dont nous avons parlé plus
haut ? Il eft très-difficile de la déterminer. J'ai déjà dit que la calcination,
la décoction, la filtration & l'évaporation ne m'avoient été d'aucun fecours, que la matiere bitumineufe s'é-
toit conftamment oppofée à la cryftallifation ; il refte donc la voie des
Mélanges.

Si on fait une diffolution d'une partie de ces réfidences dans de l'eau fimple, la liqueur prend une couleur jaune foncé & donne une odeur lixivielle : La folution d'Argent lui fait prendre une couleur laiteufe fort épaiffe qui s'éclaircit difficilement ; la précipitation eft très-lente, mais le précipité m'a paru femblable à celui qui s'eft fait des Eaux avec la même folution, excepté qu'il eft moins blanc & paroit contenir beaucoup de matiere graffe. Quoiqu'il en foit, une partie de ce précipité s'eft ramollie & évaporée au feu, l'autre partie a pris une couleur grife & étoit très-fixe : La premiere appartenoit à l'Argent & au Sel marin, l'autre paroit avoir une caufe différente & femble être le produit de l'Argent & de l'Acide vitriolique ; mais je n'ai pu le prouver d'une maniere évidente. Ce précipité fe diffolvoit dans l'eau chaude & le premier ne fe diffolvoit pas. Je laiffe aux Sçavans Phyficiens-Chymiftes le foin d'éclaircir ce point : Ils font plus en état que moi, de rendre raifon de toutes les expériences que j'ai faites fur les Eaux de St. Amand. Je m'eſtimerai toujours trop heureux, ſi ces expériences leur ſervent à enrichir la matiere médicale, & s'ils me font l'honneur de m'aſſocier à la gloire d'avoir contribué à éclaircir ce point.

Il me reſte maintenant à éxaminer ſi les Eaux & les Bouës de St. Amand contiennent du Fer, & ſi l'on doit s'en rapporter à ce qu'en ont dit *Herroguella, Mignot & Braſſart*. Cet éxamen fera le ſujet du Chapitre ſuivant.

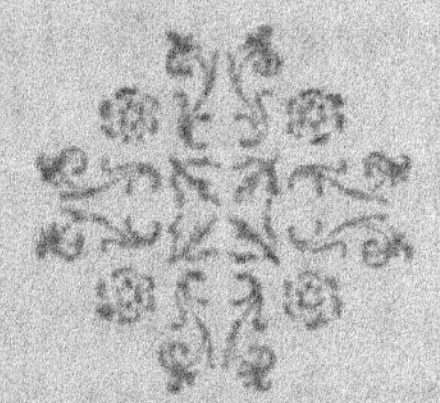

CHAPITRE VI.

*Où l'on examine ce que l'on doit penser
de l'opinion de ceux qui admettent le
Fer dans les Eaux de St. Amand.*

*H*Erroguelle assure page 9. qu'ayant
distillé & évaporé cette Eau au sec,
elle a laissé au fond de la Cucurbite un
leger enduit blanchâtre, d'odeur soufreuse,
& au fond un autre enduit roussâtre de
saveur ferrugineuse.

Mignot, qui a cru reconnoitre le Fer
dans ces Eaux, assure cependant qu'elles ne donnent ni teinture, ni couleur particuliere à la Noix de galle, ni
aux feuilles de Chêne, ni au Vitriol :
Mais ce Médecin établit son opinion
sur ce qu'il a trouvé dans le grand Bassin,
des mines de Fer imparfaites, de même
que dans le voisinage de ces Eaux ; il a
trouvé aussi dans des tas de Bouës que
l'on tiroit de ce Bassin, *un morceau d'un
certain minéral obscur, presque tout salin,
qui se dissolvoit aisément dans l'eau & qui
avoit le goût de Vitriol.* En cassant quelques portions de ces Marcassites fer-

rugineux , Mr. *Mignot* a trouvé dans leurs interstices de véritables fleurs de Soufre très-minces & en sillon.

En second lieu, Mr. *Mignot* a recours à l'analogie pour prouver le Fer & le Vitriol dans ces Eaux. ,, Elles "
causent, dit-il comme ces miné- "
raux, des rots nidoreux, une lege- "
re adstriction au gosier & , à cer- "
tains, buveurs des vomissemens. (*a*) "
Elles rétablissent l'écoulement péri- "
odique, lorsqu'il est supprimé ; elles "
le suppriment, lorsqu'il est excef- "
sif : Or cette double vertu , de res- "
treindre & de relâcher ne peut ap- "
partenir qu'au Fer. "

Brassart dit aussi que ces Eaux sont ferrugineuses , & n'en donne pas d'autres preuves que Mr. *Mignot.* Je sçais que feu Mr. *Brisseau* étoit dans la même opinion : Il avoit ramassé, dans le voisinage des Fontaines, une grande quantité de Marcassites ferrugineux plus ou moins formés ; il y avoit aussi plusieurs morceaux de terres bolaires cretacées & autres : Toutes ces

---

(*a*) Voyez le Chap. XV. de cet Ouvrage.

subſtances m'ont été confiées par un jeune Médecin, à qui Mr. *Briſſeau* les a laiſſées.

Mr. *Morand*, plus circonſpect que ces Médecins, n'a pas oſé prononcer ſur l'exiſtence du Fer. Il a examiné avec l'Aimant les réſidences de ces Eaux, il n'en a pas attiré la plus petite parcelle: Mais l'Aimant eſt-il toujours un moyen aſſuré pour reconnoître dans les Eaux minérales la matiere ferrugineuſe? Et croit-on qu'il ſe trouve communément un Fer minéraliſé, ou actuellement attirable par l'Aimant? C'eſt ce que nous éxaminerons bientôt; mais en attendant, j'obſerverai que Mr. *Morand* penſe que ſi on n'a pu ſéparer par l'analyſe aucune partie ſenſible de Fer & de Soufre, on a lieu de croire que c'eſt par rapport à leur trop petite quantité, eu égard à la terre alkaline. Cette idée peut être vraie ici pour le Fer; mais pour le Soufre, ce que j'ai dit dans les Chapitres précédens, prouve qu'elle n'a pas lieu: On verra même dans la ſuite de ce Chapitre, ce qu'on doit en penſer par rapport au Fer. Voilà

Voilà à peu près le détail des preuves que ces Auteurs ont données de l'éxistence du Fer dans les Eaux de St. Amand. Selon moi, elles sont peu concluantes. En effet, ils établissent leur opinion sur les Marcassites qu'ils ont trouvés dans le voisinage des Fontaines; mais il peut y avoir des Pyrites ferrugineux dans le terrein, sans que les Eaux de la Fontaine soient empreintes de Fer : les Sources peuvent venir d'un autre côté & ne point passer sur les mines de Fer. Ce que l'on a tiré de ferrugineux du grand Bassin lors des travaux ordonnés par le *Roi*, ne prouve pas davantage. Ce Bassin étoit rempli, comme nous l'avons déjà dit, de Statuës de bois, de planches, de fer attaché à ces planches & d'une infinité d'autres corps entassés, peut-être depuis plusieurs siécles, dans ce Bassin : Or seroit-il étonnant que ce fer eût communiqué sa vertu à l'Eau, & qu'en se dissolvant, il eut formé une espece de rouille ou des matieres salines qui se seroient attachées ensuite aux corps voisins ? J'observerai encore que plusieurs personnes m'ont fait voir plusieurs mor-

G

ceaux d'une espece de minéral tiré
de cette Fontaine & qu'ils appelloient
Marcaffites ferrugineux, qui n'étoient
que des fcories de fer forties des for-
ges des maréchaux, & qui avoient
été jettées par hazard dans cette Fontaine.

Mais il eft inutile d'infifter plus
long-temps fur ces Marcaffites ramaf-
fés au hazard; c'eft dans l'Eau même
fortant de fa Source qu'il faut chercher la matiere ferrugineufe.

On a déjà vu que la Noix de galle
épineufe, les feuilles de Chêne, de
Thé, &c. ne donnent ni couleur pourpre, ni couleur noire: J'ai cependant
fait cette éxpérience à la Source, parce que je fçavois que les Eaux ferrugineufes ceffoient de fe colorer a-
vec la Noix de galle, fi on leur donnoit le temps de dépofer leur fédi-
ment. Voilà donc une expérience qui
n'eft pas en faveur du Fer. En voici
une autre qui femble d'abord prouver
ce minéral.

Ayant jetté environ un ferupule des
réfidences que j'avois obtenuës par l'é-
vaporation fur du Nitre que j'avois

mis en fufion dans un creufet, il fe fit une prompte détonnation : Il eft vrai que la limaille de fer fait détonner le Nitre, mais ici cette détonnation doit être attribuée à la matiere bitumineufe qui fe trouve abondamment dans ces réfidences ; car s'il y avoit du fer parfait, on l'y reconnoîtroit par le fecours de l'Aimant : L'Acide vitriolique s'en chargeroit, & par la cryftallifation, donneroit un Vitriol de Mars. Or c'eft ce qui n'arrive pas.

Mais nos Eaux peuvent contenir une terre ferrugineufe, fur laquelle l'Aimant ne fçauroit éxercer fa vertu magnétique : Il n'attire point le Fer changé en Chaux, en Verre ; il y a même très-peu de mines de Fer qui foient attirables par l'Aimant, parce qu'elles ont befoin de l'addition du phlogiftique pour prendre la forme de Fer. Ainfi nous allons effayer de regénérer cette bafe ferrugineufe que l'on peut foupçonner dans nos Eaux, &, fi cette opération ne réüffit pas, je crois qu'on fera en droit de conclure que la bafe du Fer eft ici un être imaginaire.

Pour faire cette opération, je fis
évaporer le plus d'Eau minérale qu'il
me fut poſſible; je mis les réſidences
(produit de cette évaporation,) dans
un creuſet d'Allemagne; je verſai deſ-
ſus un peu de ſuif qui fut la matiere
graſſe qui me tomba la premiere ſous
la main : Lorſque le feu eut échauffé
le creuſet juſqu'à un certain point, le
ſuif s'enflamma; la flamme aiant diſ-
continué, je couvris le creuſet, je l'é-
chauffai juſqu'à le rougir, & je le
tins rouge pendant près d'une demie
heure : Alors je retirai le creuſet du
feu, je le laiſſai refroidir, & j'éxami-
nai enſuite le charbon avec le couteau
aimanté : mais je n'y reconnus aucunes
nouvelles productions. (1)

---

(1) Malgré ces expériences, je ne voudrois
cependant pas nier qu'il n'y eût quelques particules de Fer dans ces Eaux : Il y a des minéraux qui communiquent de grandes vertus à
l'eau ſans diminution ſenſible de leur poids, ce
qui ne peut pourtant ſe faire que par tranſ-
miſſion de leurs parties ; ce qui doit faire juger
que ces parties ſont d'une ténuité inconcevable.
Le Mercure, le Fer, Le Gobelet de Régule, d'Antimoine, &c. donnent au vin & à l'eau des propriétés qui leur ſont propres ; mais perſonne n'o-
ſeroit ſe vanter d'avoir tiré du Régule, du Vin
infuſé dans le Gobelet, du Mercure ou du Fer de

J'ai répété cette opération fur les Bouës avec auffi peu de fuccès.

Voilà ce que j'avois à dire contre l'opinion de ceux qui admettent le Fer dans ces Eaux. Je crois qu'elle eft fuffifamment combatuë. J'aurai occafion d'éxaminer, dans la fuite de cet Ouvrage, fi l'analogie obfervée par les Auteurs déjà cités, eft de quelque importance dans le fait dont il s'agit.

Pour ce qui regarde l'Acide vitriolique, je ne l'ai pas apperçu affez fenfiblement pour pouvoir l'admettre : il y a même apparence qu'il n'éxifte que dans le Soufre de ces Eaux. Ce-

---

l'eau à laquelle ces Métaux ont communiqué leurs vertus. Cependant il y a bien apparence que ces liqueurs font imprégnées de particules femblables au tout dont elles fe font détachées, c'est au moins ce que leurs effets fur le corps humain femblent prouver. Voilà, je crois, tout ce qu'on peut dire de plus avantageux en faveur de ceux qui veulent du Fer dans nos Eaux ; mais c'eft un foible raifonnement : En effet, pour qu'il eût toute la force que l'on fouhaiteroit, il faudroit prouver que nos Sources minérales paffaffent continuellement au travers des Mines de Fer ; pour ce qui eft de leurs effets, on peut les expliquer indépendamment du Fer.

pendant Mr. *Morand* nous dit, dans le
Mémoire déjà cité, que Mr. *Geoffroy*
a reconnu l'Acide vitriolique dans les
résidences, qu'il lui avoit sans doute
données à examiner.

Ces deux grands hommes sont plus
en état que moi d'apprécier la nature des corps ; je ne prétend point ici
combatre ce qu'ils ont établi : j'expose
seulement les Expériences que j'ai faites sur les Eaux de St. Amand. Ces
Expériences semblent indiquer *le Sel*
marin & le Nitre, quoiqu'en très-petite quantité ; & j'avouë que je n'ai
pu y appercevoir le Sel de Glaubert,
ni la sélénite.

Mais on me fait cette objection,
sçavoir, que le Sel de Nitre ne se
forme point dans les entrailles de la
terre, (on entend le Nitre des modernes ;) qu'il ne se forme jamais
qu'à sa surface, & que l'Acide nitreux est toujours le produit de quelques mouvemens spontanés de putréfaction ; que ces Eaux nitreuses pourroient peut-être se rencontrer dans le
Mogol & dans quelques autres parties des Indes orientales, où le Nitre

se trouvant abondamment sur la superficie des terres, seroit entraîné par les courans, lesquels venant à se rassembler dans certains espaces, fourniroient alors un vrai Nitre, mais que ce ne seroit que par accident.

Je pourrois me dispenser de répondre à cette objection : Car il est peu important de sçavoir d'où peut venir le Nitre des Eaux de St. Amand ; il me suffit d'y démontrer son éxistence par ses vrais caractéres, & laisser aux Physiciens le soin de lui trouver une origine.

Cependant pour répondre à cette objection, je dirai qu'il n'est pas vrai qu'il n'y ait que la putréfaction qui soit capable de produire l'Acide nitreux ; la fermentation tend aussi à le former : Les Acides changent souvent de " nature & prennent, selon Mr. " *Quesnay*, la forme & les Caractéres " les uns des autres. Le fil de Laiton, " dit cet Auteur d'après *Juncker* & " *Teichmer*, dissout par l'Acide du Sel " marin, change cet Acide en Acide " nitreux. Si on mêle de l'acide de " Vitriol avec le Sel alkali volatil de " Tartre & de la Thériaque, ce mé- "

,, lange fournit, après l'avoir laissé ma-
,, cérer pendant quelque temps, des
,, cryſtaux de Sel de Nitre : Ainſi l'A-
,, cide de Vitriol s'eſt converti en A-
,, cide nitreux dans ce mélange, puiſ-
,, qu'il a fourni ici l'Acide du Nitre ;
,, car il n'a point entré de Nitre ni d'aci-
,, de de Nitre dans le mélange. Si le Lait
,, de Soufre minéral, qui eſt un Soufre
,, diſſous par un Alkali fixe, &
,, dont l'Acide eſt ſemblable à celui de
,, Vitriol, eſt expoſé au Soleil pen-
,, dant quelque temps dans une Bou-
,, teille débouchée, il fournit enfin un
,, Sel nitreux par l'union du Sel alkali,,
,, & l'Acide du Soufre dégénère en A-
,, cide nitreux. (1)

Voilà des métamorphoſes bien é-
tonnantes & qui prouvent, d'une maniere bien ſenſible, que la pourriture
n'eſt pas toujours néceſſaire à la production de l'Acide nitreux. Ne peut-
il pas y avoir quelques cauſes ſemblables dans le ſein de la terre, capables d'une telle production? Au reſte,
je ne ſuis pas le ſeul qui ait obſervé

---

(1) Queſnay , Eſſ. de Phyſ. ſur l'œco. anim,
Tom. 2. page 55.

le Sel de Nitre dans les Eaux minérale s. Celles d'*Ancaufe* dans le Comté de *Comminge*, selon *Pierre Gantin de Plantin*, fourniffent un fel vraiment nitreux : Les Eaux de *Bourbon - Lancy* ne donnent prefque que du Nitre, fuivant le rapport de *Monteau* : De *Dautaret* (1) en a retiré de celles de *Digne* : Mrs. *Duclos & Chomel* ont auffi retiré un Sel nitreux des Eaux de *Gaude* & de *Martre-Deveyers* en Auvergne : Suivant *Berthemin*, les Eaux de Plombieres en donnent un peu. (2) *Ville-Feu* affure la même chofe de celles de *Vic-le Comte*, en Auvergne : Ce Sel furnage même ces Eaux ; en Eté, s'y ramaffe en cryftaux que l'on peut aifément enlever.

Or feroit-il poffible que tant d'Auteurs fe fuffent trompés fur la nature de ce Sel, & qu'ils euffent pris le Sel de Glaubert pour un Sel nitre ? Il eft vrai qu'on ignoroit autrefois qu'il y eut un Sel de Glaubert naturel, &

----

(1) Merveilles des Bains & des étures natur. de la Ville de Digne en Prov.

(2) Difcours des Eaux chaud. & Bains de Plombi.

qu'il est fort possible que , sans autre
examen, on s'y soit mépris quelquefois : Cependant , avec un peu d'attention, il est facile de les distinguer ;
ils sont différenciés par des caractéres très-distinctifs, qui sûrement auroient été saisis par Mrs. *Duclos* & *Cha-*
mel , qui sont trop éclairés pour les a-
voir confondus.

Je ne dirai rien du Sel marin ou
Sel gemme dont j'ai parlé ailleurs :
Personne ne doute qu'il ne puisse se
trouver dans les Eaux minérales &
qu'il ne soit facile de l'y reconnoître.

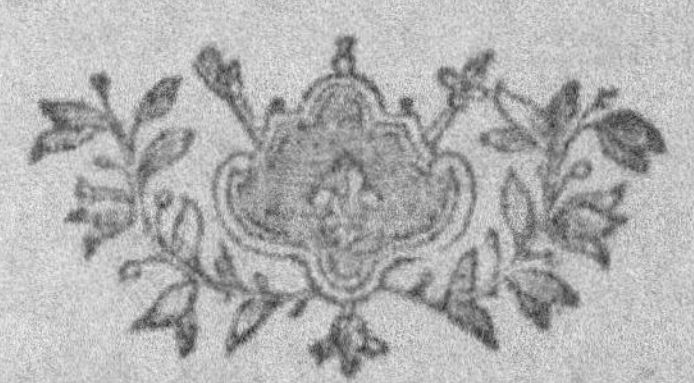

CHAPITRE VII.

De la pesanteur respective de l'Eau des trois Fontaines comparée avec l'Eau de pluie.

LEs Auteurs proposent différens moyens pour déterminer la pesanteur de l'Eau. J'ai donné la préférence à l'*Hydrométre* & j'ai rejetté, comme incertaine, la méthode des *Docteurs Arabes* & celle dont *Joubert* nous parle dans le cinquiéme Paradoxe de sa premiere Décade.

L'*Hydrométre* dont je me suis servi, a descendu au troisième degré dans l'Eau de pluie; il s'est arrêté au même point dans l'Eau de Bouillon; dans celle du Tonnelet entre le troisiéme & le quatriéme degré: Mais dans l'Eau de la Fontaine négligée, l'instrument a descendu jusqu'au deuxiéme degré.

Mais, afin que cela soit plus sensible, j'ai fait graver icy l'Hydrométre avec tous ses degrés, & marqué par des points l'endroit où cet instrument s'est arrêté dans ces Eaux.

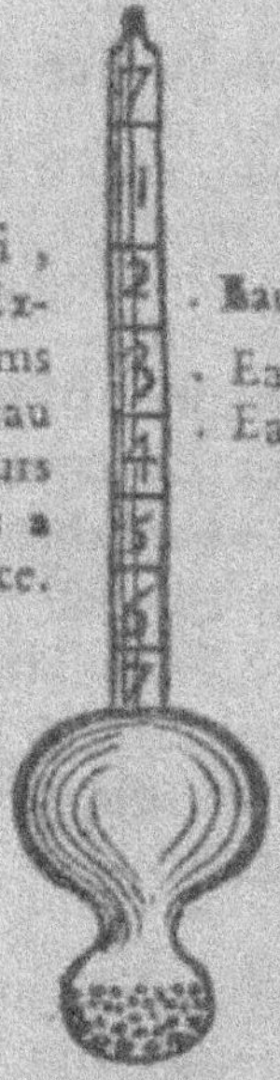

On a choisi, pour faire ces Expériences, un tems constamment beau depuis plusieurs jours, & on les a faites à la Source.

. Eau de la Font. négligée.
. Eau de Pluie & de Bouil.
. Eau du Tonnelet.

De ces Expériences il faut nécessairement conclure que l'Eau de Bouillon est égale en legéreté à l'Eau de pluie, que celle du Tonnelet est plus pesante d'un demi degré, mais que celle de la Fontaine négligée est la plus legére de toutes, puisqu'elle offre une moindre résistance à l'Hydrométre.

J'aurois

J'aurois dû péser ces Eaux après l'évaporation de leurs parties volatiles ; mais je n'y ai pas pensé. Il y a lieu de croire que j'y aurois trouvé quelques différences : Car *Offman* a observé qu'à la sortie de leur Source , les Eaux minérales offroient plus de résistance à l'*Hydremètre* ; ce qui vient, selon ce grand Médecin, d'un Esprit aërien, subtil & expansible, qui abonde dans ces sortes d'Eaux à la sortie de leur Source , & qui soutient l'Instrument comme le feroit une pareille quantité d'air qui feroit effort pour sortir : Mais cet Esprit s'étant évaporé, la résistance est moindre, les Instrumens s'enfoncent davantage, & l'eau paroit alors plus legére. ,, D'où il semble, conti- " nuë *Offman*, que la vertu élastique des " corps agit comme leur pesanteur, " ou que la force de l'élasticité & de " la pesanteur est la même &c. "

Ce qui me fait croire que nos Eaux doivent être dans le cas de celles dont parle Mr. *Offman*, c'est que si on verse ces Eaux dans des verres à la sortie de leur Source, elles petillent & laissent échaper une grande quantité de

H

bules; ce qui n'arrive pas lorsque cette Eau a été exposée quelque temps à l'air : J'ai même observé qu'elles y perdoient leur goût & leur odeur.

CHAPITRE VIII.
De la Chaleur des Eaux minérales de St. Amand.

*H*Erroguelle, *Mignot & Braſſart* se sont contentés de dire que ces Eaux étoient tiédes ; ce qui ne suffit pas pour des esprits qui veulent que les choses soient toujours éxactement démontrées.

Pour décider le degré de chaleur de ces Eaux j'ai choisi un beau temps; ce fut le onze d'Août, à sept heures du matin, que je plongeai un *Thermomètre* réglé suivant les principes de l'illustre Mr. de *Reaumur*, dans l'eau simple d'un puits. La froideur de cette Eau fit descendre la liqueur du *Thermomètre* jusqu'au trente-neuvième degré, ou ce qui est la même chose, un degré au dessous de l'air froid, ou encore onze degrés au dessous du tempéré.

Dans cet état je plongeai le *Thermomètre* dans l'Eau de Bouillon & l'y laiſ-

fai un quart d'heure. L'Efprit de vin
s'éleva dans le tube jufqu'au foixante
& feiziéme degré; dans celle d'Arras il a
été au foixante - feiziéme degré & demi; dans la Fontaine négligée, il a baif-
fé d'un demi degré: C'eft à dire que la
chaleur de celle-ci eft égale à celle de
Bouillon. La chaleur des Bouës eft
femblable à celle des Eaux au même
Thermométre.

Cependant malgré cette égalité de
chaleur, j'ai obfervé, & cela eft fort
fingulier, que les Bouës confervent affez de mouvement de chaleur pour
que les malades qui s'y plongent, puiffent y refter fans fe refroidir; fur
tout s'ils ont la précaution de ne fe
pas remuer: Ce qu'ils ne fçauroient
faire fans fe réfroidir & s'enrhumer
dans les Eaux de la Fontaine. C'eft
pourquoi on eft obligé de faire chauffer
cette Eau pour ceux qui s'y baignent.

Cette fingularité ne peut venir que
de ce que les Bouës font plus folides
que l'Eau, qu'elles appuyent davantage, qu'elles retiennent mieux la
chaleur que nos corps leur communiquent; car, pour parler comme Mr.

H 2

Quenay, nos corps font de vrais foy- ers. Notre chaleur naturelle peut par conféquent exciter dans les autres corps fur lefquels elle agit, une cha- leur proportionnée à leur denfité & à leur nature. (1)

Mais ici, outre que nos Bouës pa- roiffent plus difpofées à conferver leur chaleur, je crois encore que celle de nos corps fert à exciter dans ces Bouës un mouvement imperceptible entre les parties qui les compofent, capables d'accroître la chaleur. Ce mouvement eft auffi un vrai foyer très- propre à raffembler les parties de feu; effet qui ne paroit pas avoir lieu dans nos Eaux, où les principes propres à s'échauffer, n'ont point affez de con- tact, & où ils font trop difperfés dans le véhicule aqueux.

La chaleur des Bouës & des Eaux n'eft point invariable : Car outre les viciffitudes journalieres de cette cha- leur, qui pourtant font peu confidé- rables, elles en fouffrent d'autres dans les variations de l'*Athmofphère*. Cela

---

(1) Chirur. de St. Cofme & Med. com. du Roi Effai de Phyf. fur l'œcon. anim. pag. 151. & 152.

s'apperçoit sur tout dans la Fontaine négligée & dans le Tonnelet; lorsque l'air devient humide & plus leger, la chaleur & l'odeur sulfureuse augmentent, les Fontaines bouillonnent davantage. La même chose arrive aux approches des orages.

Le douze Juillet au soir de l'année 1749. l'Eau de la Fontaine Bouillon donna subitement une odeur de Soufre très-forte: Tout le monde qui étoit à table, s'en apperçut. On crut d'abord que le domestique avoit été puiser à la Source d'Arras. Pour s'en assurer, on renvoya à la Fontaine Bouillon qui, comme la premiere fois, donna un goût & une odeur d'œufs pourris fort désagréables. Ce même soir l'air devint humide; il tomba un peu de pluie, le tonnerre se fit entendre & le mercure descendit dans le *Baromètre*: Le lendemain le mercure s'éleva dans le tube, l'air parut chaud & sec, & l'Eau de Bouillon cessa de donner l'odeur dont nous venons de parler.

Le vingt-deux du même mois, les mêmes phénomenes eurent lieu & fu-

rent accompagnées des mêmes circonstances.

J'obſerverai encore que l'évaporation de ces Eaux faite dans des temps
éloignés , donne de même quelque
variété dans le poids des réſidences,
ainſi que dans les expériences des mélanges ; mais cela ne différe que du
plus ou du moins.

Les Bouës ſont également ſuſcep-
tibles de ces changemens , indépendamment de l'action du ſoleil. J'ai vu
des temps fort chauds & les Bouës
ne pas répondre à cette chaleur, les
Malades ſe plaindre que les Bouës n'é-
toient pas ſi chaudes qu'à l'ordinaire,
tandis que le temps qui fut froid ,
venteux & humide le dix-neuf & le
vingt de Juillet, n'empêcha pas les
Bouës d'avoir plus de chaleur que dans
des temps plus chauds. Le vingt-un,
cette chaleur fut encore plus ſenſible dans les Bouës. Le *Thermométre*
m'a confirmé ce que les Malades m'ont
dit.

Mais d'où vient la chaleur des Eaux
& des Bouës de St. Amand ? Les par-
tiſans du Fer n'ont pas oublié de re-

connoître ce minéral comme une des principales caufes de cette chaleur; il n'y a que lui & le Soufre qui puiffent la communiquer à l'eau ; voilà donc un effet qui démontre le Fer dans nos Eaux.

Le Docteur *Cheyne* avance même dans fon Hiftoire des Eaux de *Bath* que le Fer & le Soufre font les feuls corps dans la nature dont le mélange échauffe l'eau fans le fecours du feu.

Il eft certain dit *Tourne-fort*, que la limaille s'échauffe confidérablement dans l'Eau commune, beaucoup plus dans l'Eau de Mer ; mais fi on y ajoûte un peu de Soufre, ce mélange acquerra une telle chaleur qu'il fera impoffible d'y tenir la main.

Mr. le Chevalier *Newton*, page cent cinquante-quatre de la derniere Edition de fon Traité d'Optique, dit que le Soufre, tout groffier qu'il eft, étant réduit en pâte avec une égale quantité de limaille de Fer & un peu d'Eau, s'enflamme au bout de cinq ou fix heures & acquiert une chaleur infupportable.

Lemery, *Offman* sont du même avis &
assurent que ce mélange contracte une
chaleur considérable & s'enflamme ;
le dernier donne encore une image
des Feux souterrains par l'expérience
suivante : Elle consiste à mêler de
l'Alun calciné avec quelques substances inflammables , la masse qui résulte de ce mélange étant exposée à
l'air, s'échauffe, s'enflamme & brûle
long-temps.

Il y a bien apparence que les feux
souterrains ont une semblable origine, mais la chaleur des Eaux *Thermales* en général depend-t'elle du Fer
& du Soufre ? N'est-elle pas indépen-
dante des différentes matieres qui s'y
trouvent ? L'Analyse ne fait-elle pas
voir que ces matieres y sont en trop
petite quantité pour exciter par leur
contact une chaleur aussi vive & aussi
constante que celle qu'on remarque
dans la plûpart des Eaux chaudes ?

On sçait d'ailleurs qu'il y a des Eaux
qui ne reçoivent leur chaleur qu'en
passant dans les entrailles de la terre,
qui sont legeres , douces , pures & ne
sont impregnées d'aucunes substances

minérales : Telles font , dit Mr. *Off-man*, celles du Bain de St. Jean à Lucque, des Bains de *Pife*, *de Sienne* & de *Curnello*. On peut mettre encore de ce nombre les fameufes Sources de *Piperan* dans le Pays des Grifons , dont l'eau provient des neiges qui fe fondent fur le fommet des montagnes & s'échauffe enfuite en paffant dans le fein de la terre.

Mais on peut objecter qu'il y a des Sources minérales chaudes dans des lieux où il n'y a point de Volcans , & qu'il eft difficile de concevoir comment le feu pourroit fe conferver fi long-temps fous terre , fans fe frayer un paffage , ou fans fe manifefter par quelques autres fignes.

Cette objection eft contraire à l'expérience : On fçait que le Feu qui eft à couvert des atteintes de l'air , ne fe diffipe pas aifément , mais coule pendant long-temps fans aucune diminution confidérable de fa pature. *Offman* parle d'un Feu qui a demeuré long-temps caché dans les charbons d'une Montagne qui eft auprés de *Zwicka-via* dans le Marquifat de *Mifnie*. Les

Habitans du voisinage rapportent que les *Suédois* y aiant mis le feu, il y a plus d'un Siécle, on fut obligé pour l'étouffer, d'en boucher toutes les fentes & les ouvertures que ce feu y avoit formées: Comme on fut venu à les ouvrir il y a quinze ans, continuë toujours *Offman*, on trouva que le charbon brûloit encore, de sorte qu'on fut obligé de nouveau de les fermer.

Il y a de même plusieurs autres éxemples qui prouvent qu'il y a des feux souterrains qui brûlent sourdement, échauffent la terre & l'eau. On lit dans la vie des Hommes illustres de *Plutarque*, (notte de Mr. Dacier) que la Ville de *Celene* dans la haute *Phrygie*, a été ainsi nommée de la couleur des pierres du pays, qui sont noires, à cause, dit-il, que toutes cette campagne est brûlée par les feux souterrains dont elle est pleine, & qui a fait que cette partie de la *Phrygie* a été appellée la *Phrygie* brûlée. pag. 188. T. V. Vie d'*Eumenes*.

Si cela est, comme on n'en sçauroit douter, pourquoi n'y en auroit-il pas de semblables dans ce Pays à certaine pro-

fondeur & dans un certain éloigne-
ment? On a d'autant plus lieu de le soupçonner que le Pays est rempli de tourbes
& de houille, toutes matieres que l'on
doit regarder comme la pature du feu.
Braffart nous apprend d'ailleurs que
l'état de tranquillité dont jouiffent nos
Fontaines, n'étoit pas auffi constant
autrefois; il a vu & entendu dire que
la Fontaine Bouillon faifoit en certains
temps des bruits qui fembloient ébran-
ler la ferme voifine, qu'elle vomif-
foit des pierres, bois, charbons & autres matieres; que ces fracas n'étoient
jamais plus grands que quand on vouloit donner des bornes à ces Eaux:
Car alors, dit-il, elles foulevoient les
terres, les abyfmoient, faifoient paroître de nouvelles Sources & on en-
tendoit des bruits fouterrains. Mr.
Braffart, pour donner plus d'autorité
à ce qu'il avance, nous dit affez plai-
famment que l'ancien occupeur de
cette Ferme, âgé de quatre-vingt ans,
lui avoit dit que fon pere plus âgé que
lui avoit été témoin de ces ébranle-
mens extraordinaires: On ne doit pas
douter ici que le pere ne fut effec-
tivement plus âgé que le fils, puif-
que c'est une remarque de M. *Braffart*.

Il rapporte enfuite que Mr. de *Me-grigny* avoit eu beaucoup de peine à furmonter les difficultés qui s'oppo-foient à la conftruction des Fontaines, qu'à mefure qu'il faifoit travailler, les Sources fe tourmentoient & bouleverfoient dans un inftant tout ce qu'il avoit fait dans vingt-quatre heures, & qu'un jour la Fontaine s'agita avec tant de furie, qu'elle jetta en forme de torrent plus de feize charretées de Sable; enfin que ce torrent ne s'appaifa qu'au bout d'une heure, mais qu'alors on marchoit avec confiance fur un beau glacis de fable. (1)

Toutes ces chofes femblent prouver qu'il y a dans les entrailles de la terre un feu qui brûle fourdement, qui rarefie avec force l'air renfermé ou comprimé, lequel cherchant à fe dégager de ces prifons, poufle, éleve ou bouleverfe tout ce qu'il rencontre. C'eft ce que l'on a vu dans plufieurs endroits, fans que pour cela il fe foit formé de Volcans; les tremblemens

---

(1) Mr Briffeau, dans la Lettre déjà citée, affure avoir été témoin de ces agitations extra-ordinaires.

de

de terre, la terre qui s'entr'ouvre &
qui engloutit tout ce qui fe trouve à
fa furface, font une preuve bien grande qu'il y a des feux intérieurs capables de produire des effets prodigieux,
fans que pour cela la flamme faffe
d'irruption au dehors.

Mais laiffons aux fçavans Phyficiens
le foin d'approfondir toutes ces chofes, & tâchons de démontrer en quoi
confifte la vertu purgative de nos Eaux
minérales : C'eft ce que je vais faire
le plus clairement qu'il me fera poffible dans le Chapitre fuivant.

CHAPITRE IX.

De la Vertu purgative des Eaux de St. Amand.

LEs Eaux minérales de St Amand purgent plus ou moins les Malades qui en font ufage. J'en ai vus, ainfi que je l'ai déjà dit ailleurs, qui étoient évacués vingt ou trente fois dans l'efpace de deux heures fans nulles irritations ; d'autres à qui ces Eaux donnoient des tranchées & des tenefmes affez incommodes : Il faut pourtant convenir que le plus grand nombre en eft agreablement purgé & fans aucune diminution de leur forces.

En quoi confifte donc cette vertu purgative ? Réfide-t'elle dans le Sel alkalin, dans le Soufre, le Sel marin ou le Nitre de ces Eaux ? C'eft ce que je vais éxaminer : Mais, avant de décider cette queftion, il convient de faire les remarques fuivantes.

1o. L'Eau du Tonnelet & de la Fontaine négligée purge plus copieufement & plus promptement que celle de la Fontaine Bouillon.

2°. Ces Eaux purgent peu ou point du tout, lorſqu'elles ſont évaporées ; elles ſont alors ſimplement diurétiques: C'eſt un fait que j'ai obſervé pluſieurs fois.

3°. Les réſidences que l'on en re-tire par l'évaporation, ne ſont pas pur-gatives ; l'expérience de Mr. *Mignet* eſt formelle là-deſſus. Ce Médecin donna à un de ſes Malades une drag-me & demie de ces réſidences, & qua-rante grains de Sel pur à un autre, ſans qu'ils en ayent été purgés ; ils urinerent ſeulement un peu plus qu'à l'ordinaire : Cependant ces réſidences étoient le produit de plus de dix li-vres d'Eaux, & le Sel au moins de vingt livres ; or il ne ſaut pas une ſi grande quantité d'Eau pour purger, lorſqu'on la boit en ſortant de ſa Source.

Ces faits nous font déjà connoitre que ce n'eſt pas dans les principes fixes de ces Eaux qu'il faut chercher leur vertu purgative. Le Sel alkali qu'on y remarque, qui eſt preſque tout

terreux, n'est point assez actif ni en assez
grande quantité pour produire cet effet : Il pourroit tout au plus disposer à la purgation en attenuant doucement les matieres visqueuses, en ou-
vrant & en lubreffiant les voies. Le
Sel nitre est antiphlogistique & diu-
rétique, & s'il étoit capable de purger,
ce ne seroit qu'à grande dose ; mais
il y en a tout au plus deux grains
par livre d'Eau. Le Sel marin produiroit plutôt cet effet, mais il en faudroit une dose suffisante, & nos Eaux
n'en sont pas plus fournies que de Sel
nitre. Le Soufre minéral est de meme
en trop petite quantité pour qu'on ose
le soupçonner. Le Bitume n'est purgatif qu'à une dose un peu forte ; un
galleux à qui j'en donnai deux dragmes, n'eut que trois selles. Mr *Lemery*,
dans son Dictionnaire universel, parle d'un Soufre lavé qui provoque ordinairement trois selles par jour à la
dose de trois dragmes.

Mais puisque cette action des Eaux
ne réside pas dans leurs principes pas-
sifs, il faut nécessairement qu'elle dé-
pende des parties actives, volatiles &

incoërcibles, dont j'ai parlé ailleurs ; je veux dire de l'Efprit fulfureux ou efpéce de *Gas Silveftre*. On fçait combien eft terrible cette vapeur enyvrante qui fort des tonneaux où le vin eft en fermentation : La mort, l'Apopléxie, la Paralifie en font fouvent les fuites funeftes. Que l'on confidére encore ce qui arrive quelquefois à ceux qui boivent du Mouft ou qui mangent dans l'Eté une quantité immodérée de fruits ; ce font des Coliques fpafmodiques épouventables, accompagnées de vomiffemens ; d'autrefois ce font des Diarrhées qui dégénérent en Dyffenteries très-rebelles : En un mot, il n'y a pas de poifon plus fubtil que cet efprit qui fe dégage des matieres qui fermentent. Les effets de cet Efprit fauvage font très-bien marqués dans *Xénophon*. Cet Hiftorien nous raconte, en parlant de la célébre Retraite des dix milles Grecs, qu'après avoir paffé les Montagnes de la Colchide, ils camperent dans des Villages où il y avoit plufieurs Ruches d'Abeilles. Les Soldats s'étant mis à manger du miel, il leur prit un dévoiment & des vomiffemens

considérables suivis de rêves : Les
moins malades resembloient à des
hommes enyvrés & les autres à des personnes furieuses ou moribondes. On
voyoit la terre jonchée de corps comme après une defaite : Personne néanmoins n'en mourut, & le mal cessa
le lendemain à l'heure qu'il avoit pris.
Les Soldats se leverent le 3e. ou le 4e.
jour, mais en l'état où l'on est après
une forte médecine. (1)

L'Esprit sulfureux des Eaux chaudes
n'est pas moins actif. J'ai déjà observé, d'après Mr. *Lemery*, qu'il y
avoit un puits à *Aix-la-Chapelle*, qu'on
avoit été obligé de couvrir, parce que
les vapeurs sulfureuses qui s'en élevoient, étoient funestes à quiconque
s'en approchoit imprudemment.

Nos Eaux n'en éxhalent pas une si
grande quantité ; elles sont moins chargées de Soufre, & leur chaleur est infiniment moins active ; Mais il paroit
toujours que c'est à l'action stimu-
lante du Sulfureux volatil qu'on doit
attribuer la vertu purgative des Eaux
de St. Amand. Peut-être aussi que leur

---

(1) Roll. Hist. anci. pag. 200. T. IV.

Hépar volatil contribué beaucoup à cet effet.

Je penfe auffi que ce n'eft pas la feule vertu que l'on doit attribuer au Sulfureux volatil ; il doit jouer un rolle plus étendu & avoir une grande part aux effets bons ou mauvais que ces Eaux produifent dans les corps animés. Je parlerai de ces effets dans la fuite de cet Ouvrage, à mefure que l'occafion s'en préfentera ; mais en attendant, il eft facile de concevoir pourquoi les Eaux du Tonnelet & de l'ancienne Fontaine font plus purgatives & plus diurétiques : Pourquoi elles donnent plus d'action aux vaiffeaux, qu'elles font cracher le fang à ceux qui y ont des difpofitions, qu'elles pouffent quelquefois ce fluide par les urines : Pourquoi enfin elles donnent, plutôt que les Eaux de Bouillon, des douleurs de poitrine, des maux de gorge & tous les autres effets qui feront détaillés ci après.

Mais on doit voir, fur tout, le cas qu'il faut faire de ce qu'a dit Mr. *Braffart* d'un Sel purgatif qu'il prétendoit extraire des Eaux & Terres de la Fontaine : Il est aisé, par tout ce que je viens de dire, de s'appercevoir que ce Médecin en impose ; les Terres de cette Fontaine ou des environs, ne fournissent rien de purgatif. L'éxamen que j'en ai fait, ne m'a fait connoître que du Sable, qui est une espece de vitrification naturelle & quelque chose de terreux alkalin qui fermente avec les Acides.

Mais Mr. *Brassart* qui, peut-être, a pressenti qu'on lui opposeroit ces difficultés, ou que par l'Analyse on découvriroit qu'il en imposoit au public, a le soin de nous dire qu'il a rendu ce Sel purgatif par le secours de l'art. . . . . Mais quel secours l'art pouvoit-il lui fournir ? De quelle manipulation pouvoit-il se servir ? Tout ce qu'il pouvoit faire, c'étoit d'y joindre quelques substances *drastiques* ; mais alors l'action du purgatif n'auroit pas appartenu aux matieres de la Fontaine, elle auroit été un effet des substances étrangeres : Mais, sans nous arrêter davantage à démontrer une fausseté aussi évidente, il suffit de faire remarquer que Mr. *Brassart* vendoit le paquet de son Sel dix ou quinze

fols ; ce qu'il n'auroit certainement
pu faire, s'il l'avoit dû extraire des
Eaux & Terres de la Fontaine Bouillon. Je penfe même que les peines
de l'Artifte feroient mal récompénfées,
fi le public ne lui donnoit qu'un louis
d'or par once.

Mais ce Sel chimérique n'étoit vraifemblablement qu'une efpece de Sel
d'Ebfon pulvérifé, afin d'en effacer
la figure des cryftaux & de le rendre
par-là méconnoiffable aux yeux du vul-
gaire.

Il faut avouer que c'eft manquer de
bonne foi. L'intérêt qui animoit ce
Médecin, ne devoit pas l'entraîner
à compromettre ainfi fa reputation :
De tels procédés doivent être indignes
des vrais Médecins.

Depuis que j'ai fini d'écrire cet Ouvrage, le livre de Mr. *Pithois* m'eft
tombé entre les mains. Il reconnoit
un Sel mineral dans ces E ux. Ce
Sel, félon lui, eft compofé de parties
fixes & de parties volatiles, &c. ,, Ce
Sel, dit-il ,, s'obferve dans de cer- "
tains temps, tenant un verre plein "
d'Eau de la Fontaine, au long des "

,, bords duquel on voit une grande
,, quantité de petits cryſtaux; " il donne à ce Sel des vertus ſingulieres lorſqu'il ſe trouve allié avec des ſubſtances
ſulfureuſes, comme il l'eſt dans les
Eaux de St. Amand.

Mr. *Pithois* dit enſuite qu'il a travaillé à arrêter ce volatil; il croit a-
voir réüſſi : Suivant les expériences
qu'il en a faites, il ſe flate que cette
découverte ſera fort avantageuſe à la
Médecine. C'eſt un véritable Sel po-
lychreſte, d'autant qu'il peut ſervir à
différens uſages; il eſt purgatif, &
apéritif de lui-même. (1)

Mais ce Médecin parle d'un Sel
que perſonne n'a vu. *Braſſart* lui-même eſt obligé d'avoir recours à l'art
pour le rendre purgatif, & ce n'eſt
qu'en y ajoûtant les terres, qu'il parvient à l'extraire; l'autre dit, au contraire, que, ſans préparation, il ſe forme des cryſtaux dans les verres; ce
qui ſuppoſeroit ces Eaux fort chargées
de parties ſalines : Or c'eſt ce que ni
moi, ni perſonne n'a trouvé par l'A-
nalyſe. Mais *Pithois* nous aſſure que

(1) Temple d'Eſculape, pag. 54.

ce Sel volatil ne s'obferve que *dans
certains temps* ; fans doute qu'il étoit
refervé à Mr. *Pitbois* feul de connoître cette merveille, & le temps où
ce Sel fe forme dans les Eaux de St.
Amand ; mais jugeons en mieux & di-
fons que ce Sel eft auffi chimérique
que celui de *Braffart* , que l'un & l'autre en impofent groffierement , puif-
que les Médecins qui ont écrit avant
eux, n'en font aucune mention, &
que ceux qui les ont analyfées, depuis
que leurs ouvrages ont paru, n'en ont
pas plus parlé. Dira-t'on que ces Eaux
reffemblent à celles du Lac de la Lu-
canie dont parle *Plutarque* dans la vie de
Craffus, qui ont la merveilleufe propriété de changer fouvent de nature ; car ,
felon cet Écrivain, elles font douces un
temps, & enfuite elles deviennent fi fa-
lées qu'on n'en fçauroit boire (1) Mais
fi l'eau de ce Lac a véritablement cette
propriété toutle monde peut également
l'obferver ; au lieu qu'il n'y a que Mrs.
Pitbois & *Braffart* qui ont été témoins
des révolutions qui font arrivées dans
celles de St. Amand.

―――――――――――――――――

(1) Vie des Hommes illuftres de Plutarque
traduct. de Mr. Dacier. To. V.

CHAPITRE X.

Des Effets des Eaux de St. Amand en général.

LEs expériences que j'ai rapportées ci-devant, prouvent que les Eaux de St. Amand sont composées d'une Eau legére, limpide, animée d'un sulfureux volatil très-pénétrant, d'une petite quantité de Sel nitreux, marin, alkalin, & d'un peu de matiere bitumineuse : Tous ces principes semblent recevoir une nouvelle activité de la chaleur qui est naturelle à ces Eaux.

De ce simple exposé, il est clair que ces Eaux doivent convenir dans toutes les Maladies qui auront pour principes l'épaississement des humeurs, le ralentissement de la circulation, l'obstruction des glandes, la débilité des fibres; parce qu'un fluide ainsi composé, introduit dans les vaisseaux du corps, doit délayer les humeurs visqueuses, stagnantes, & les faire rentrer dans le cours de la circulation, tandis

tandis que le sulfureux volatil anime
les mouvemens languissans des fluides
& des solides dans lesquels ces fluides
circulent: D'où il est clair que ces Eaux
doivent convenir dans les Paralysies
& dans presque toutes les affections
des Nerfs.

Leur action doit aussi être salutaire
dans les suppressions des Menstruës,
dans la stérilité qui est la suite de
ce défaut d'évacuation, dans les obstructions du Foie, du Méfentere &
des autres viscéres. Elles hâtent les secrétions trop languissantes: Quelques
Auteurs les ont louées contre les Hé-
morragies, telles que l'hémophtisie &
le flux immodéré des femmes. Il est
certain que, si l'Hémorragie ne vient
que des obstructions qui s'opposent
à la circulation du sang & qui obli-
gent ce fluide à se porter dans les
parties où il trouve moins de résif-
tance, ces Eaux minérales, en détrui-
fant l'obstruction, doivent en même
temps diminuer & même faire cesser
l'écoulement de sang: Cependant malgré leur vertu desoppilative, je crain-
drois, quoiqu'en disent Mrs. *Mignot*

K

& *Braffart*, que la partie fulfureufe ne donnât un furcroît de vélocité au fang vers le vaiffeau ouvert, fur tout l'Eau du Tonnelet qui agit avec plus de force que celle de Bouillon: Or ce furcroît d'action pourroit être funefte aux malades avant que l'on s'apperçut de leur vertu defoppilative. Cependant fi l'Hemorragie étoit ancienne, fi le fang couloit lentement & par intervalles, & fi cette maladie avoit réfifté à plufieurs remédes, je ferois fort d'avis que les Malades en fiffent ufage.

Ces Eaux font encore couler la Bile, non feulement en diffipant les obftructions du Foie, mais encore en follicitant doucement les canaux colidoques & hépatiques. Delà vient qu'elles agiffent avec efficacité dans l'Ictere, la mélancolie où le fang eft épais & glutineux: Cet effet eft peut-être une fuite de l'action du Sel alkalin de ces Eaux combiné avec leurs parties bitumineufes, dont le mélange fait une efpece de Savon très-propre à fondre & à folliciter les différens genres de vaiffeaux, conjointement avec l'ef-

prit volatil sulfureux , qui, ici, doit
faire l'office d'un attenuant très-
subtil.

Les Graveleux reçoivent un grand
soulagement de l'usage de ces Eaux:
Elles en ont gueri une infinité; (1)
je dirai même que c'est une de leur
principales vertus. Des Goutteux s'en
sont très-bien trouvés, soit en diminuant la longueur & la violence des
accès de cette maladie, soit en les (2)
éloignant. Elles agissent souverainement
chez ceux qui ont passé le grand reméde
& à qui le Mercure a laissé des impressions fâcheuses dans les nerfs (3)
comme des tremblemens, des Paralysies, des retractions dans les Muscles,
des surdités, &c. On leur attribue
aussi la propriété singuliere de faire
éclore les symptomes du mal vénérien,
soit par des pustules, des douleurs, des
dartres, &c. & de constater par là une
Maladie que l'on ne faisoit peut-être
que soupçonner. *Brassart* & *Mignot* assurent ce fait: Je l'ai observé une fois

---

(1) Voyez Brassart & Mignot.
(2) Ibid.
(3) Ibid.

seulement, mais il eſt difficile de croire, comme ils le diſent, qu'elles puiſſent détruire ce vice: Ils aſſurent cependant que ce prodige eſt arrivé pluſieurs fois. Je parlerai au Chapitre des
obſervations, de ces Guériſons ſingulieres, ainſi que de l'efficacité de nos
Eaux minérales dans les Gonorrhées.

Les Soldats & autres perſonnes affligées de Rhumatiſme, trouvent à
St. Amand des reſſources admirables,
tant de l'uſage des Eaux, que de l'application des Bouës. On ſçait que cette
Maladie eſt des plus rebelle & des
plus douloureuſe, qu'elle attaque les
parties membraneuſes & nerveuſes,
atrophie ſouvent les parties où elle s'eſt
fixée, y cauſe des retractions, &c. enfin
on ſçait qu'il y a peu de Remédes qui
ayent priſe ſur ce genre d'Acrimonie.
Le lait, les farineux qui ſont de très-
bons inviſcans, guériſſent rarement
cette Maladie cruelle: D'ailleurs les
voies de l'inviſcation ſont rebutantes
par la longueur & par toutes les précautions qu'elles éxigent.

Les Eaux de St. Amand agiſſent
quelquefois ſur ces douleurs avec une

promptitude incroyable; elles relâchent les membranes trop tenduës, délayent, adouciffent, entraînent l'incompatible dans le torrent de la circulation, d'où il s'échape bientôt par les différens excrétoires avec lefquels ce reméde l'a rendu compatible, tandis que les Bouës & les Bains le font tranfpirer de la partie même.

Il ne faut pas croire néanmoins qu'elles ayent la propriété de guérir tout ceux qui font affectés de Rhumatifme. On voit des Malades qui n'en font que foulagés, & il en eft d'autres qui n'en reffentent aucun effet. Elles feroient même contraires, ainfi que les Bains, dans ces Rhumatifmes chauds dont parle le fage *Sydenham*, qui font accompagnés de fiévre, de tumeur, de tention & de phlogofe, qui ont leur fource dans l'inflammation du fang: De tels Rhumatifmes feront bien plus efficacement combattus par les Remédes que confeille ce grand Praticien, qui confiftent principalement dans de fréquentes faignées dans une diéte rigide, humectante, &c.

Les Soldats font fouvent attaqués

de Galle & de Dartres invétérées, soit
parce qu'ils se sont négligés, soit parce
que les Médecins n'ont pas suivi ces
Maladies. Quoiqu'il en soit, j'en ai
vus qui avoient le corps tout couvert
de boutons, de dartres vives depuis
plusieurs années, & dont la peau des
cuisses étoit squirrheuse & fournissoit
une humeur ichoreuse, guérir parfaitement par l'usage des Eaux & des
Bains. Un tel effet doit principalement appartenir au sulfureux volatil
que la circulation porte dans les plus
petits vaisseaux des glandes de la peau
& par tout où se trouve le vice psori-
que. Il y a même lieu de penser que
ce sulfureux volatil doit l'emporter sur
le Soufre même, puisque celui-ci a-
voit échoué sur les Malades dont je
parle ici.

Mais ces Eaux ne conviendroient
pas de même à ceux qui sont dans
le Marasme, la Phthisie, qui ont
quelques viscéres en suppuration, des
concrétions polypeuses au cœur ou
dans les grands vaisseaux, non plus qu'à
ceux qui sont affligés de Cancer, soit
occulte ou ulceré : Elles feroient mal à

ceux qui ont des difpofitions à l'A-
popléxie , au crachement de fang;
elles feroient nuifibles aux Malades
qui ont des Gonorrhées commençantes,
je veux dire qui font accompagnées
d'une inflammation : Par la même raifon , elles feroient nuifibles dans toutes les inflammations tant internes
qu'externes. Enfin, je ne finirois jamais, fi je voulois rapporter ici toutes les Maladies qui font de leur ref-
fort & toutes celles qui n'en font pas.
Je me contenterai de les indiquer dans
la fuite de cet Ouvrage à mefure que
l'occafion s'en préfentera.

CHAPITRE XI.

*Où l'on examine ce qu'il faut faire avant
de boire les Eaux.*

Lorsque la néceffité de boire les
Eaux eft bien établie, il faut y
préparer le Malade par la faignée &
la purgation.

La faignée eft indiquée lorfque le
fujet eft pléthorique, d'un tempérament fec & bilieux: elle rafraichit le
fang, le rend plus aqueux, donne plus
de foupleffe aux folides, diminuë la
réfiftance des petits vaiffeaux *Chylo-
poïétiques* & des fecrétoires. Tous ces
effets que l'on conçoit aifément, facilitent le paffage des Eaux minérales
dans tous les vaiffeaux du corps, &
leur fortie par les excrétoires.

La purgation nettoie les prémieres
voies, fait dégorger les canaux bili-
aires, enleve les congeftions qui peuvent fe trouver dans le canal inteftinal,
& qui dans les fuites auroient pû faire
éclorre la fiévre. Dailleurs c'eft un

fait obfervé que ces Remédes prélimi-
naires facilitent le paffage des Eaux,
foit par les urines, foit par les felles,
que les Hypocondres & l'Eftomac n'en
fouffre point ou s'en reffentent moins

Il y a pourtant des cas où l'on peut
fe paffer de la faignée, comme dans
les tempéramens phlegmatiques & chez
les Malades qui font tombés dans l'état
de ceux de ce tempérament, je veux
dire qui ont les folides trop débilités,
les humeurs appauvries par de longues
fiévres, ou qui font convalefcens, &c.
C'eft aux Médecins à juger de toutes
ces chofes, & l'on ne doit regarder
ce que je dis ici, que comme des confeils généraux, plutôt pour réveiller
l'attention des Malades qui liront cet
Ouvrage, que pour prefcrire des régles aux gens de l'Art qui font réelle-
ment éclairés.

Il y a d'autres cas où il faut encore
étendre plus loin ces préparations, &
fur lefquelles il convient d'infifter
quelque temps. Ces préparations confiftent, fuivant le genre de la maladie,
dans des Bouillons, des Ptifanes, des
Potions altérantes, des Poudres martia-

les, &c. comme dans certaines Hydropisies, dans les obstructions invétérées des viscéres, les pâles-couleurs, les suppressions des mois, les fleurs-blanches, &c. Mr. *Mignot* est fort de cet avis dans son Ouvrage sur nos Eaux; la plûpart des Auteurs qui ont écrit des Eaux minérales, en donnent le conseil, & l'expérience m'a appris que les Eaux de St. Amand avoient souvent peu d'effet, parce qu'on avoit négligé ces préparations.

Mais dans les cas où il n'est question que de purger, quel est le Purgatif que l'on doit préférer? Le Sel d'Ebsom est ici le Purgatif bannal des Buveurs d'Eaux: il semble, par le grand usage qu'on en fait, qu'il doit être propre à tous les tempéramens & à toutes les Maladies. Les autres Sels neutres, tels que celui de Glaubert, soit factice, soit naturel, le Sel de seignette, l'*Arcanum duplicatum* bien purifié, ont autant de vertu, & souvent même je les préférerois au Sel anglican, lorsqu'ils sont bien faits & que l'Artiste a bien observé le point de saturation.

Au reste, ces différens Sels ont sou-

vent des inconvéniens, comme lorfque les Malades ont les nerfs & les
premieres voies fort fenfibles, une
toux féche, une hémophtifie, des
excoriations dans les voies urinaires,
des ftranguries, des carnofités confidérables dans l'urétre, des irritations
fpafmodiques, des flux de ventre avec
tenefme, &c.

Dans tous ces cas, on doit leur préférer les doux Purgatifs, tels que la manne, la pulpe de caffe, l'électuaire lénitif,
le Sirop de rofes-pâles, le petit lait
avec la caffe & la manne : L'extrait
Panchimaguogue de *Zwelfer* eft encore
un Purgatif fort doux, lorfqu'il eft fait
depuis long-temps. Il y en a une infinité d'autres, dont il eft aifé de faire
des formules appropriées à l'état
de chaque Malade & qui n'ont pas l'inconvénient des fels. La Médecine eft
fertile en remédes ; c'eft aux Médecins à les connoître & à les varier.

Ceux qui ont écrit de ces Eaux,
n'ont point fait affez d'attention à ces
chofes : Ils les ont négligées, ou ils
n'en ont pas connu toute l'impor-

tance. J'ose pourtant affurer que le fuccès en dépend beaucoup.

Herreguelle confeille différens Purgatifs : De ces Purgatifs, les uns font fort doux & les autres trop violens, tel que l'arcane de Martin Ruland, &c. parce que, comme le dit Mr. *Offman*, de tels Purgatifs détruifent le ton & la force de l'eftomac & des inteftins fi neceffaire pour affurer l'effet des Eaux. On doit donc les éviter, non feulement au commencement, mais à la fin de l'ufage des Eaux, où il eft fouvent néceffaire de purger pour évacuer les amas d'eau qui fe forment quelquefois dans les inteftins, ou des ftagnations dans différens endroits du corps ; ce qui arrive principalement chez ceux qui ont fait un long ufage des Eaux ; *Offman* & Mr. *Slare* après lui, veulent auffi que, dans ce cas, l'éxercice du cheval & les autres différentes efpeces d'éxercices foient très-propres à prévenir ce mauvais effet, principalement lorfqu'on a ceffé de prendre les Eaux.

Mr. *Mignot*, qui oublie ce qu'il avoit dit ailleurs, prétend qu'il n'y a pas

pas tant de myſtere pour ſe préparer
à l'uſage de ces Eaux, parce que, ſe-
lon lui, elles ſont très-bénignes, &
qu'elles paſſent à tout le monde. Il paroit dédaigner toutes précautions : Il
ne veut purger que ceux qui ſont fort
cacochymes & replets. Les autres peuvent ſe contenter de délayer dans le
premier & le ſecond verre, une once
& demie de quelque Syrop purgatif, par exemple de fleurs de Pêcher
ou de Roſes pâles ; ce que les malades
pourront encore répéter les derniers
jours. De tels conſeils me prouvent
que ce Médecin connoiſſoit mal les
effets de nos Eaux : Il paroit d'ailleurs
que ſa confiance pour ce reméde, é-
toit trop décidée ; il le regardoit comme un reméde innocent qui ne faiſoit
jamais que du bien ; mais un reméde
capable d'opérer de grands effets en
bien, de détruire les maladies les plus
rebelles, peut auſſi, lorſqu'il eſt mal
appliqué, produire de grands effets
en mal. On verra dans la ſuite de
cet Ouvrage, ce qu'on doit penſer de
cette opinion de Mr. *Mignot* & des
Médecins vulgaires de ces Contrées.

L

Mr. *Brassart* paroît d'abord avoir mieux pensé ; il veut qu'on purge, qu'on saigne, qu'on baigne les malades, suivant l'espéce de Maladie ; mais dans le Chapitre VIII. il oublie toutes sortes de purgatifs & de préparations en faveur de son prétendu Sel purgatif qu'il regarde comme l'unique reméde préparatoire. J'ai déja démontré au Chapitre IX. de cet Ouvrage ce que l'on en doit penser.

CHAPITRE XII.
Où l'on examine la saison & l'heure du jour la plus convenable pour boire les Eaux.

CErtainement la saison la plus convenable est le Printemps. On commence dans le mois de Maï, si les jours sont beaux. Tout rit dans cette charmante saison, l'air y est pur, il agit uniformement sur nos corps. Ces mêmes corps resserrés par les frimas & les aquilons, se dévelopent ; les pores s'ouvrent & offrent un libre passage à nos excrémens : Toutes les secrétions se font mieux, l'esprit est plus gai, & nous recevons pour ainsi dire une nouvelle vie.

C'eſt donc dans cette riante faiſon que les Malades doivent ſe rendre à St. Amand. On les y reçoit depuis le 15. du mois de Mai juſqu'à la fin de Septembre, lorſque le temps le permet. Les chaleurs de la Canicule n'apportent aucun obſtacle aux bons effets des Eaux; il y a long-temps qu'on ne craint plus que la chaleur des jours caniculaires s'oppoſe aux bons effets des remédes : l'expérience a appris depuis plus de cinquante ans aux Médecins qui ont ſucceſſivement préſidé à l'adminiſtration de nos Eaux, à ne rien redouter là-deſſus. D'ailleurs les chaleurs de la Canicule, dans ces contrées, ne ſont jamais bien violentes; on pourroit plutôt ſe plaindre du contraire.

Le temps que je viens de déterminer pour l'uſage des Eaux eſt le temps de commodité; celui de néceſſité doit avoir lieu l'Hiver comme l'Eté. Lorſqu'on ſouffre, qu'on eſt menacé, il n'y a plus de choix. Un homme riche peut toujours corriger la rigueur des ſaiſons; on peut au moins les envoyer quérir à la Source & les boire chez ſoi.

Voici comme Mr. *Brisseau* parle dans sa Lettre à Mr. *Fagon.* " L'ex-
,, ploit le plus considerable, dit-il ,
,, que je fis alors avec ces Eaux, fut
,, la guérison d'une jeune Demoiselle
,, réduite à l'extrémité, à qui j'avois fait
,, inutilement tous les autres remédes,
,, pour une dureté douloureuse de tout
,, le ventre avec fiévre lente, & des
,, vomissemens de bile noire, le tout
,, causé par une longue suppression des
,, mois. Comme le mal pressoit & ne
,, me donnoit pas le temps d'atten-
,, dre une meilleure saison, je les lui
,, fis boire ici dans son lit au mois de
,, Février pendant une rude gelée :
,, elles passerent à merveille & la tire-
,, rent si bien d'affaire, qu'elle est pré-
,, sentement une des premieres Dames
,, de la Ville & a eu plusieurs enfans. (1)

On a plusieurs autres éxemples qui prouvent qu'elles ont souvent réüssi de cette maniere. J'observerai même ici que le mois de Juin de cette année 1749. a été froid & très-pluvieux , que le vent du Nord a presque tou-jours soufflé pendant tout ce mois :

---

(1) Mr. Brisseau étoit pour lors à Tournay.

Malgré cela, les Eaux ont soulagé pluſieurs Malades qui s'y étoient rendus, & je ne me ſuis point apperçu que les qualité de l'Eau ayent été ſenſiblement altérées par les grandes pluies qui tombérent alors.

Le matin eſt l'heure du jour la plus convenable pour boire les Eaux : le corps eſt plus diſpos, l'eſprit plus ſerein. La machine s'eſt remontée pendant la nuit, & l'eſtomac ſe trouve débaraſſé de toutes digeſtions.

Les Bobelins qui n'ont que quatre verres à prendre, ſe leveront à ſept heures ſeulement ; ceux qui ſont plus avancés, feront bien de commencer à cinq heures : ce ſont les heures les plus favorables du jour & où il ne fait ni trop chaud, ni trop froid ; plus matin on prendroit trop ſur le ſommeil & les Malades pourroient en être fatigués.

Les Bobelins feront bien auſſi de ſe promener un peu avant de commencer à boire ; car, par cet éxercice modéré, les viſcéres feront doucement agités, la veſſie & les inteſtins ſollicités à ſe vuider de leurs excrémens,

& par là, les Eaux passeront avec plus d'aisance dans les vaisseaux du corps.

CHAPITRE XIII.

De la manière de boire les Eaux & de leur action en général.

LE Malade ayant été purgé de la façon dont je l'ai indiqué, on lui fait prendre le lendemain trois Gobelets d'Eau (1) du grand Bouillon, à un quart d'heure de distance l'un de l'autre. Le jour suivant, il en prend quatre, & va toujours en augmentant d'un Gobelet chaque jour, jusqu'à neuf, dix & onze. Il y a même des Malades qui montent jusqu'à quinze : ensuite ils diminuent dans les mêmes proportions qu'ils avoient observées dans l'augmentation, jusqu'à ce qu'ils soient revenus au point d'où ils étoient partis.

Mais on ne sçauroit ici décider au juste la quantité d'Eau convenable à chaque Malade : cela dépend de plusieurs choses ; 1º. de l'aisance avec laquelle elles passent, 2º. du degrés

---

(1) Le Gobelet contient environ dix onces.

de la Maladie & de fon ancienneté,
3°. du tempérament du Malade & de
fes forces. C'eft aux Médecins & aux
Chirurgiens éclairés à juger de toutes
ces différentes circonftances. Cependant je vais décrire en général la façon
dont on doit a-peu-près fe conduire.

Si les quatre premiers Gobelets paffent avec aifance, foit par les urines,
foit par les felles, le Malade fera autorifé à en prendre cinq le jour fuivant; puis fix, fept, huit, neuf, dix
& onze, qui, felon moi, doit-être la
plus grande dofe.

Mais comme cette augmentation,
quoique graduée, pourroit être trop
rapide à certains eftomacs, il faut la
retarder, foit en diminuant les dofes,
foit en s'arrétant deux ou trois jours
à la même dofe, & n'augmenter qu'à
proportion de l'aifance avec laquelle
elle traverfe nos vaiffeaux.

Il y a auffi des cas où il faut les boire peu-à-peu, à fréquentes reprifes &
à petites dofes. Le Docteur *Keil* a même prouvé d'une maniere évidente que
le moyen le plus prompt d'altérer la

masse du sang par le secours des Eaux minérales de *Bath*, est de les boire peu-à-peu & à fréquentes reprises : Ce qui doit avoir également lieu pour celles de St. Amand.

Si ces Eaux agissent avec trop de lenteur, on peut en hâter l'action en mettant un scrupule de Panacée nitreuse dans le deuxième ou troisième Gobelet & une pareille dose dans le dernier verre : Ce Sel produit ordinairement ce que l'on desire. Il arrive pourtant qu'on est obligé d'y revenir plusieurs fois pendant le cours du traitement.

Si ces Eaux causent, comme cela arrive quelquefois, un sentiment de pesanteur à l'estomac & aux hypochondres, que le ventre se constipe, que les urines fournissent mal, il faut faire mâcher un peu de Rhubarbe au Malade afin de le déboucher le ventre, ou, si cela ne suffit pas, trois ou quatre gros de Sel de Glaubert de Lorraine dans une décoction de feuilles de Chicorée sauvage, ou enfin deux onces de Manne & un gros de Tartre soluble dans la même décoction. De cette manière, je n'ai jamais vu résister ces petits accidens ; ils ont toujours cédé, ainsi que les rapports ou flatulences dont quelquefois les Malades se plaignent. Dans ce dernier cas, l'Anis couvert ou les semences de Carvi, les écorces confites de Citron ou d'Orange sont très-bien ; elles restaurent l'estomac, dissipent les ventosités ou empêchent qu'elles ne s'engendrent.

Il arrive quelquefois que les Bobelins se plaignent d'une pesanteur de tête, de bruissement dans les oreilles : D'autres fois, ils ont une legere surdité, des battemens dans les Temples ; mais ces effets ne sont que passagers, ils se dissipent aisément lorsqu'on purge, ou qu'on donne quelques diurétiques. J'ai vu néanmoins des Malades chez qui ils subsistoient, non-seulement pendant l'usage des Eaux, mais encore plus de huit jours après avoir cessé.

Les Buveurs d'Eau doivent laisser un quart d'heure d'intervalle entre chaque Gobelet : Si leur estomac est foible, ils ne le prendront que de demie heure en demie heure, & dans les intervalles, si le temps est chaud & favorable, ils se promeneront ; l'agitation les fera passer avec plus d'aisance dans toutes les filieres du corps, elles surchargeront moins l'estomac, la tête : Mais, si l'air est froid ou pluvieux, ils feront bien de garder la chambre & le repos.

C'est toujours par la Fontaine Bouillon que les Malades doivent commencer ; on doit même s'y tenir dans les incommodités legeres : Mais, dans celles qui sont plus graves, ils pourront passer à la Source d'Arras : elle est plus chargée de sulfureux volatil & de Soufre, son Sel alkalin est plus abondant ; mais il faut la prendre avec circonspection, couper même cette Eau, ainsi que l'observe Mr. *Morand*, avec celle de Bouillon, & ne la donner seule que par degré. Sans cette précaution, elle pese sur l'Estomac, fatigue les Poitrines délicates, & est la Source de plusieurs accidens.

L'Eau de Bouillon doit donc marcher la premiere, au moins pendant dix ou douze jours ; elle est un peu plus legere, elle détrempe doucement

les humeurs, délaye le Sang, adoucit
l'acre morbifique & prépare les voies
à celle du Tonnelet, qui alors acheve
d'enlever les obstacles, fond avec plus
de force les matiéres épaissies, rétablit le ton des glandes ou des vaisseaux desoppilés.

C'est ainsi que les sages Praticiens
agissent dans certaines Maladies chroniques qui ont leur source dans l'obstruction des Viscéres. Ils détrempent
d'abord l'humeur par des Bains simples, des Ptisanes & des Bouillons al-
térans, ausquels ils ajoûtent quelques
Sels neutres, legerement fondans &
incisifs ; delà ils passent à des fondans
plus énergiques, comme au Saffran de
Mars, qui, en même temps, donne du
ressort aux vaisseaux.

Mais pendant l'usage intérieur de
nos Eaux, il est quelquefois nécessaire
de les prendre extérieurement, je veux
dire en Bains. On le pratique ainsi
dans plusieurs cas, tels que dans les
douleurs de Sciatiques, de Rhumatismes, de Néphrétiques, &c. Les Bains
concourent parfaitement à adoucir l'a-
crimonie du sang, à rassouplir les so-

lides, à délayer le sang & à faire tranfpirer l'acre morbifique.

Ces deux moyens conviennent encore très-fouvent pour remédier aux
mêmes défordres, par éxemple, lorfqu'il s'agit en même temps de nettoyer
l'eftomac & les boyaux des matieres in-
digeftes, de rétablir les fonctions dé-
rangées de ces organes, de diminuer
le volume des humeurs qui obfédent
les vaiffeaux, de corriger les fucs trop
lents, trop falés, d'humecter les vifceres deffechées, tendus, obftrués;
comme cela arrive fouvent dans les
affections des vifceres du bas ventre,
dans les Maladies qui fuccédent à la fup-
preffion des Menftruës, des Hémor-
roïdes, dans les menaces de Paralifie,
d'Apopléxie, &c.

Enfin, fi ces deux moyens font encore infuffifans, on peut dans certaines circonftances avoir recours aux
Bains de Boués; & fi ces remédes ne
guériffent pas, comme cela arrive
quelquefois, je confeille aux Malades
de ne fe pas rebuter & d'y revenir
la Saifon fuivante, furtout s'ils ont ref-
fenti quelque foulagement dans la pré-
cedente.

cédente. J'ai vu des Malades qui n'ont pas été fâchés de leur conftance.

J'ai obfervé auffi que des Malades qui ne s'étoient trouvés ni foulagés ni guéris en partant de St. Amand, étoient fort étonnés de voir difparoître leurs Maladies un ou deux mois après; leurs douleurs, dans cet efpace, avoient diminué par degré, & avoient enfuite totalement ceffé fans aucun retour. C'eft un fait que plufieurs perfonnes ont remarqué, & que j'ai vérifié par des correfpondances.

Si les Bobelins ont l'eftomac foible & le corps débile, il faut ufer de grandes précautions, n'en donner que quatre ou cinq onces à la fois, je veux dire que chaque Verre ne doit contenir que cette quantité, & fixer toute la dofe de chaque jour à 36. onces feulement; & fi, malgré ces précautions, ils fe trouvoient incommodés, on leur laifferoit un jour d'intervalle & on diminueroit même la dofe de 36. onces. Ceci a principalement lieu pour les Femmes délicates; on doit en interrompre l'ufage à celles qui ont leurs

M

Menstruës , jusqu'à ce que cet écoulement ait cessé.

Il y a des Malades qui s'imaginent
n'en boire jamais assez, qui se donnent presque la question. Cette conduite est imprudente ; ils se fatiguent
l'Estomac & le remplissent trop subitement. Le Pylore se resserre & le
Ventricule se contracte spasmodiquement ; le vomissement en est la suite :
ce qui peut dans certains sujets, être
suivi d'accidens.

Mais si l'Eau passe l'Estomac , &
qu'elle entre en trop grande quantité
dans les Vaisseaux du corps, elle peut
se porter avec trop de rapidité sur les
couloirs des Reins, forcer les Arteres
sanguines & faire pisser le Sang, comme je l'ai vu plusieurs fois , notam-
ment à un Négociant de Zélande ,
qui, le jour de cet accident, avoit pris
brusquement onze Gobelets de la Source d'Arras.

Cette Eau prise imprudemment ,
peut encore faire cracher le Sang à
ceux qui sont vifs & sanguins, ou occasionner des erreurs de lieu en for-

çant le Sang de s'épancher dans quelques cavités, ou en le pouffant dans des Vaiffeaux qui lui font étrangers. L'Eau elle-même peut engorger les vaiffeaux, & par là caufer des affoupiffemens, des pefanteurs, des engourdiffemens qui peuvent être fuivis d'accidens fâcheux, comme de la rupture des vaiffeaux, tant fanguins que lymphatiques; d'où, fuivant le genre de vaiffeaux, il réfulteroit des Apopléxies, des Hydropifies dans quelques-unes des cavités, l'Afthme, &c.

Ces accidens arriveront principalement aux fanguins qui n'ont été ni faignés, ni purgés, & qui boivent brufquement une grande quantité d'Eau. La Saignée, la fufpenfion de la caufe, la Purgation, les diurétiques remédient promptement à ces accidens lorfqu'ils font legers, ou qu'ils ne font que commencer.

On voit auffi affez fréquemment, après quelques jours d'ufage de ces Eaux, une infinité de petits boutons rouges naître fur la furface du corps; d'autres qui n'avoient que quelques boutons de Gale, en être bientôt

M 2

couverts : Des Dartres legeres d'abord, s'étendre, rougir & se multiplier ; des Pustules se manifester, lors même que les Malades n'avoient que de simples soupçons de vérole.

Les petits boutons rouges que ces Eaux font paroître à la surface du corps, la Gale & les Dartres qui pustulent, ne doivent nullement inquiéter ; c'est une preuve que le reméde pousse au déhors le vice dont les humeurs sont infectées ; c'est, en quelque façon, un état par lequel il faut que les Malades passent pour guérir : ces éruptions sont vraisemblablement une suite de l'action du sulfureux volatil, du Soufre & du Bitume contenus dans nos Eaux, qui poussent sur les couloirs de la peau les humeurs morbifiques. Dans cet état, les Malades doivent se tenir chaudement ; un air froid pourroit faire rentrer ces humeurs & causer de grands ravages.

J'ai encore observé que le long usage de ces Eaux, & principalement de celles du Tonnelet, donnent aux Malades une legere douleur de poitrine, qui se fait ordinairement sentir au

sternum & dans le dos à l'opposite
du sternum ; ce qui arrive même à
ceux qui ont cet organe bien consti-
titué: mais cela n'a jamais de suites
fâcheuses, à moins pourtant qu'il n'y
ait quelques vices dans les parties de
cette cavité. Dans le dernier cas, il
faut abandonner ces Eaux ; dans le
premier, il suffit de diminuer la dose,
ou de la suspendre pour un jour ou
deux, & se borner à l'Eau de Bouillon.

Quelquefois aussi les Bobelins se
plaignent d'un petit mal de gorge ac-
compagné d'un peu d'enrouëment,
l'Eau du Tonnelet produit plus fréquemment cette legere phlogose que
celle de Bouillon, sans doute parce
que le sulfureux volatil de la premiere
est plus abondant. Quoiqu'il en soit,
il est facile de dissiper cette legere
incommodité.

On peut, dans certains cas, faire
prendre nos Eaux avec le Lait. Plusieurs Médecins de ces Contrées s'é-
toient imaginés mal à propos qu'il
étoit incompatible avec ces Eaux :
L'analyse & l'expérience en démon-

trent la possibilité; (1) mais il faut du ménagement de la part des Malades, & les Médecins doivent travailler à prévenir les aigres qui peuvent se former, & à les détruire lorsqu'ils le sont déjà. Au reste, on commencera par une partie de Lait sur trois parties d'Eau : si l'estomac s'en accommode & que la maladie l'éxige, on coupera le Lait avec partie égale d'Eau.

Ces Eaux ainsi coupées font très-bien à ceux qui sont attaqués de dartres & de gales invétérées, qui supposent toujours une grande acrimonie dans la lymphe.

J'ai fait prendre avec succès ces Eaux ainsi coupées avec le lait à des Malades qui avoient la poitrine délicate & en même temps qui étoient affectés de Rhumatismes goutteux. Elles font trés-bien aussi aux Graveleux, sur-tout lorsqu'on soupçonne quelques ulcerations dans les voies urinaires.

Mais il faut observer de donner au Lait une chaleur semblable à celle des

____

(1) Voyez les expérien. rapportées à la pag. 28.

Eaux , ou un peu plus. Le lait fortant du pis de la vache auroit la chaleur convenable. Si on eft obligé de le faire chauffer , on le fera au Bain-Marie dans des bouteilles bouchées.

Il eft furprenant que les Médecins qui ont écrit fur ces Eaux , n'ayent pas penfé à les mêler quelquefois avec le Lait : L'analyfe devoit naturellement les y conduire. Mr. *Morand* eft le feul que je fçache qui en ait parlé ; les autres ne paroiffent pas même l'avoir foupçonné.

Les Malades qui font fur les lieux , & qui font cependant trop incommodés pour fe tranfporter jufqu'à la Fontaine , fe feront apporter l'Eau dans leur chambre dans des bouteilles bien bouchées qu'ils tiendront devant le feu afin d'entretenir leur degré de chaleur ; & après avoir bu ces Eaux , ils fe promeneront dans leur chambre, fi leur incommodité le permet; ou ils fe tiendront chaudement dans leur lit : Ce que l'on doit faire auffi lorfque le temps eft pluvieux ou que le Vent du Nord fouffle.

Les Bobelins qui étoient à St. Amand pendant le mois de Juin de cette année 1749, reſſentirent vivement les impreſſions de ce Vent : Leur douleurs ſe réveillerent d'une telle force, qu'-ils ne ſçavoient que devenir, principalement ceux qui étoient infectés du vice Vénérien. Il y a déjà long-temps que j'ai obſervé que le Vent du Nord affectoit déſagréablement ces derniers Malades, même lorſqu'ils ſont dans le grand Reméde.

Avant de finir ce Chapitre, je remarquerai que nos Eaux paſſent toujours par les urines ; au moins il eſt fort rare qu'elles ne prennent pas cette voie. Elles purgent auſſi preſque tous les Malades, ſouvent très-copieuſement, quelquefois avec des tranchées de Ventre & des irritations dans le Rectum ; quoiqu'en général, elles purgent avec une douceur admirable. Il y a des Malades qui, ſans être aucunement fatigués, vont vingt fois à la ſelle dans l'eſpace de deux heures ; au contraire leurs forces ſemblent augmenter, l'appétit s'ouvrir & la couleur s'animer : ce qui arrive même à ceux qui ont des teneſmes & des tranchées. Ceux à qui elles ouvrent le ventre de cette maniere, ſont quaſi ſûrs de leur guérifon fi la Maladie n'eft pas trop in-vétérée ; c'eft un fait d'obfervation.

Lorfque ces Eaux font copieufement uriner, elles purgent peu, & lorfqu'-elles purgent abondamment, les Ma-lades urinent legerement : Tout cela eft phyfique. J'ai pourtant vu des Bo-belins être amplement évacués par ces deux voies en même temps.

CHAPITRE XIV.

Du Régime des Bobelins.

LEs remédes les plus favorables font prefque toujours inutiles, lorfque par leur moyen travaillant à détruire les caufes des maladies, les Malades travaillent par leur intempé-rance à fournir de nouvelles forces à la caufe morbifique ou à l'entretenir. On ne fçait que trop que les excès dans le boire & le manger font la four-ce d'une infinité de Maladies, fans parler de celles où nous jettent nos paffions.

Le Pere de la Médecine a donc bien raifon de dire que plus on nour-

rit les corps qui contiennent beaucoup d'impuretés, plus on leur cause
de dommage. *Aphor. Sect. 2. 10.*

Les Malades doivent donc s'attendre à ne recevoir aucun soulagement,
s'ils ne suivent un Régime convenable
à leur état & capable de favoriser l'action des Eaux. Je vais leur prescrire
la façon dont ils doivent se conduire ;
elle est fondée sur la raison & l'expérience, elle est une suite des régles
générales que les plus sçavans Médecins ont établies ; mais je n'éxamine-
rai point les différentes constitutions,
cela me meneroit trop loin, & je sor-
tirois de mon sujet. D'ailleurs les Chirurgiens & les Médecins doivent sçavoir distinguer les différens tempéramens & prescrire le Régime qui leur
est propre.

Les Bobelins dînent ordinairement
à onze heures & demie, ou midi :
Ces heures sont convenables, parce
qu'ils commencent de bon matin à boire les Eaux, & qu'alors on présume
qu'ils les ont renduës ; c'est aussi le
temps que l'appétit se fait le plus sentir, &, à mon avis, c'est le plus sûr

indice pour se mettre à table. Cependant comme il est en quelque façon nécessaire qu'on ait rendu toute l'Eau qu'on a buë, ou au moins la plus grande partie, voici, selon *Dehéers*, (1) les signes par lesquels on peut le reconnoître & que nous pouvons fort bien placer ici.

„ Si quelqu'un, dit-il, a uriné blanc, " (il veut dire clair,) ce qui arrive " à la plùpart de ceux qui boivent " les Eaux, & si ensuite il a rendu " de l'urine dorée, qu'il dîne hardi- " ment : C'est une marque certaine " que la nature dispensatrice des cho- " ses prises par la bouche, garde les " Eaux qui restent pour quelques-au " tres usages du corps. Si l'Eau a cau- " sé à quelqu'un une déjection d'urine " ou de ventre, copieuse ou plus fré- " quente qu'à l'ordinaire, il pourra " dîner plus librement une ou deux " heures après que ces opérations au- " ront cessé. „

En effet, l'urine cessant de couler si fréquemment, prouve que la cause

____

(1) Spadaer. ou Dissert. phys. sur les Eaux de Spa.

qui follicitoit la veſſie, eſt preſque
ou totalement diſſipée. La couleur
dorée de l'urine ne vient que de ſon
ſéjour dans la veſſie, où par la chaleur elle tend à s'alkaliſer, & c'eſt
là le ſort de toutes les liqueurs animales qui ont été long-temps élaborées
& qui croupiſſent dans des lieux chauds
ſans être renouvellées. On voit quelquefois arriver la même choſe aux
Eaux croupiſſantes des actiques, qui
alors produiſent la ſoif, la chaleur
& la fiévre.

Les alimens les plus convenables
aux buveurs d'Eau, ſont les potages
gras, le Veau & la Volaille bouillis
& rotis. On peut manger du Bœuf
bouilli lorſqu'on le digére bien. Il y
a des Médecins qui le déffendent ;
mais ſi l'eſtomac s'en accommode, je
crois qu'ils ont tort : preſque tout le
monde en mange & s'en trouve bien.
On doit pourtant l'exclure aux con-
valeſcens & à ceux qui ſont délicats.

Le Mouton eſt la nourriture la plus
tranſpirable, & la chair de Porc, ſuivant l'expérience, l'eſt la moins de
toutes. Les jeunes Animaux ont les
fibres

fibres plus tendres que les vieux; ils
font plus humides & plus vifqueux:
C'eft pourquoi on les préfere rôtis.
Les vieux ont la chair plus dure, les
fucs plus éxaltés & plus favoureux,
mais il ne conviennent qu'aux gens
robuftes.

Les Pigeons font fort nourriffans,
mais durs & trop huileux. Les Pigeon-
neaux fe digérent affez bien.

On ne fait jamais maigre à la Fontaine, les Bobelins font toujours gras:
C'eft en effet l'aliment le plus convenable. Cependant fi quelqu'un vouloit
manger du Poiffon, il donneroit la
préference aux Merlens, Soles, Tur-
bots, Perches, Goujons & Truites.

Tous les mets qui font fort apprêtés
& de haut goût, ne valent rien; ils
échauffent le fang, le rendent acre,
tendent à alkalifer la bile & s'oppo-
fent immédiatement à l'action efficace
de nos Eaux, dont le principal effet
eft de délayer, d'adoucir & de fondre.
Les jeunes Lapreaux font tendres &
de facile digeftion, le Liévre au contraire eft indigefte; ainfi il doit-être
rejetté fuivant l'ordonnance de Moïfe,

N

de même que tous les Poissons sans écailles, qui, comme les Oyes, Canards, Cercelles, Poules d'eau, contiennent une huile qui se rancit, pese sur l'estomac & donne des rapports nidoreux.

Le pain doit être bien fermenté & bien cuit ; des qualités opposées le rendroient visqueux & indigeste. Toutes sortes de fruits seroient contraires. Il y a certains légumes qu'on peut manger.

On peut encore, si l'on veut, manger le Chapon de Bruges, le Faisan, le Coq de bruyère, les jeunes Tourterelles, les Perdreaux, le Merle, la Grive, la Caille & l'Alouette : Ils sont fort tendres, d'une saveur agréable. J'en ai vu souvent servir à des convalescens qui les digéroient à merveille.

Si les Buveurs d'Eau trouvent ces choses trop cheres ou trop difficiles à avoir, ils me feront plaisir d'imiter *Seneque*, lorsqu'il dit dans son Livre de la tranquillité de l'ame, "j'aime une „viande peu assaisonnée, promptement „apprêtée & qui passe par peu de „mains, dont le goût ne soit point rare, „que l'on trouve par tout à bon prix,

qui foit propre au corps & qui ne «
provoque pas l'eftomac à la faire for- «
tir par où elle eft entrée. »]

Les Bobélins doivent bien dîner,
fans cependant fe furcharger l'eftomac ; mais ils doivent être plus fobres
au fouper & ne manger que des chofes très-legeres, comme du poulet rô-
ti, des œufs bien frais, du ris au gras.

Le Vin doit être du meilleur Bour-
gogne & coupé avec de l'Eau. On
peut même prendre un peu de vin
pur de temps en temps ; il fortifie
l'eftomac toujours un peu relâché par
la grande quantité d'Eau que boivent
les Malades. On coupe ordinairement
le vin avec l'Eau de Bouillon ; il n'y
en a pas d'autre ; c'eft elle qui fournit
à la cuifine, & on s'en trouve bien.

Ceux qui font d'un tempérament
fanguin-bilieux, peuvent boire du vin
de Mofelle ou du Rhin ; ils font anti-
phlogiftiques, modérent la trop grande
activité de la bile, pouffent par les
urines & font moins fumeux.

A la fin du repas, ou le matin, une
demie heure après avoir pris le der-

N 2

nier verre d'Eau, les Phlegmatiques ne feront pas mal de boire un petit coup de Vin de Tinto, d'Alicant, de Rotha, ou de Malaga.

Ceux qui prennent les Eaux avec le Lait, doivent éviter tout ce qui est salé, acre, les fruits, le vin & toutes les choses semblables ; le Lait se tourneroit dans leur estomac & leur donneroit le dévoiment, la fiévre, &c.

Les Bobelins doivent se promener après le repas, la digestion s'en fera mieux : Mais si l'air est trop chaud, ils borneront leurs promenades à la grande allée où les rayons du soleil ne sçauroient pénétrer. On doit s'éxercer de même après souper ; on doit pousser l'éxercice jusqu'à une legere lassitude.

L'éxercice est fort nécessaire à ceux qui prennent les Eaux; il contribuë beaucoup à leur soulagement. J'ai eu des Malades ici qui n'auroient peut-être jamais été guéris sans cela : Je les faisois régulierement monter à cheval tous les jours ; les hypochondriaques, les pituiteux, ceux qui étoient menacés de Phtisie en recevoient le plus grand soulagement. Le mouvement fait souvent contracter les muscles, excite l'action des arteres & du cœur, les visceres sont plus secouées, plus comprimées : Le sang, toujours très-lent dans les ramifications de la veine-porte, est hâté dans sa course ; il devient plus fluide, ses molécules moins cohérentes ; les contractions plus fréquentes des muscles épigastriques sont très-propres à précipiter le sang de cette veine dans sa marche, les arteres qui battent plus vîte dans l'Abdomen, contribuent encore à cette accélération. Si on coupe les muscles de l'abdomen à un chien, on voit tout aussi-tôt les veines de la porte se gonfler, devenir variqueuses & le sang s'accumuler dans toutes ses ramifications.

Les hommes oisifs, valétudinaires, mélancoliques, ont le sang presqu'aussi lent ; or dans une telle lenteur, ce fluide dégénére, contracte une acrimonie qui trouble souvent le corps & l'esprit, & laisse long-temps des impressions fâcheuses dans les nerfs : L'équitation peut remédier à ces dispositions ou les prévenir, il faut seulement la bien ménager.

N 3

Ceux qui ont les fibres lâches, no-
yés de férofités, les Filles qui ont les
pâles-couleurs, doivent encore s'exer-
cer : Car par l'agitation, la chaleur
augmente dans les corps, ce furcroît
de chaleur fait diffiper l'humidité in-
terpofée entre les élémens fibreux &
produit dans ces fibres une plus grande approximation, & par là une grande force dans tout le corps : Les phil-
trations deviennent plus abondantes
& plus uniformes, parce qu'ordinairement elles font toujours en raifon
de la vélocité du fang; la transpiration de *Sanctorius*, cette évacuation fi
néceffaire, fe fait beaucoup mieux dans
un éxercice modéré, &c.

C'eft aux Médecins chargés du foin
des Malades, à fpécifier le degré &
le genre d'éxercice qui leur eft convenable. Ainfi je n'entrerai pas plus
avant dans la Médecine *gymnaftique*;
les bornes de cet Ouvrage ne me per-
mettent pas de m'étendre davantage
fur fon utilité.

On doit éviter toutes les grandes
paffions de l'ame, elles font diffiper
ou languir les efprits animaux : L'ame

influë sur le corps & le corps sur l'ame;
ils se communiquent leurs affections
respectives. La joie au contraire ré-
jouit le cœur, anime la circulation du
sang & des esprits.

Je n'approuve pas ceux qui dorment le jour : Ce sommeil est contraire;
il appesantit le corps & l'esprit, trouble la digestion. On observe d'ailleurs
que ceux qui dorment le jour à cette
Fontaine, y contractent des caterres,
des maux de tète & quelquefois la fiévre : Cependant il faut accorder quelque chose à l'usage, *Celse* & la raison
le veulent ; mais ceux qui ne pourront
s'en passer, doivent se bien couvrir
la tête & la poitrine pendant leur
sommeil.

Il faut se coucher de bonne heure
& ne pas rester tard à la promenade;
le serein est pernicieux dans ces Contrées, sur tout dans le mois de Septembre : Mais comme on soupe à six
heures, qu'on en sort à sept, on a
une heure de promenade & on rentre à huit, pour se coucher à neuf.

Lorsque l'usage des Eaux est fini,
il convient que le Malade se purge,

afin d'évacuer les humeurs que les Eaux ont adoucies & portées sur les couloirs, sur tout si la personne est cacochyme : Car ceux qui sont d'une meilleure constitution, peuvent s'en passer ; mais, tous, doivent vivre de régime au moins pendant quinze jours : Les Eaux agissent long-temps dans le corps ; par son intempérance, on se priveroit de l'effet lent & salutaire des Eaux ou de leurs principes renfermés dans le sein des vaisseaux & que la nature s'est réservés pour ses besoins particuliers.

Si les Bobelins observent tous ces préceptes, ils auront lieu de s'en louër, & ils pourront dire avec *Vitruve* que les plus grands miracles se font par les Eaux.

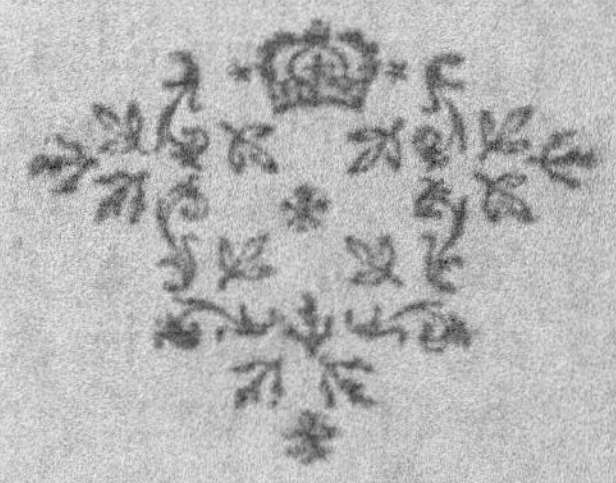

CHAPITRE XV.

Qui doit servir de Supplément au précédent, & où on fait plusieurs remarques très-utiles.

IL est plus dangereux que les Malades ne pensent, de s'écarter du régime & des régles que les Médecins prescrivent pendant l'usage des Eaux, & l'on doit suivre exactement leurs conseils. J'ai vu des Malades contracter la fiévre, des maux de tête accompagnés de battemens des artéres temporales, de douleurs de Reins, des insomnies, &c. uniquement par leur intempérance.

Si ces accidens ne sont que passagers, on doit peu s'en inquiéter ; mais s'ils persistent, il faut suspendre l'usage des Eaux & y remédier par la diéte, la saignée & les autres remédes propres à ces infirmités.

Si ces Eaux ont fait éclorre des petits boutons sur la surface du corps, ou qu'elles ayent rougi la peau, comme cela arrive quelquefois, il faut non-seulement se tenir chaudement , ne point s'exposer au vent ni à l'air froid , surtout si avec cela on a beaucoup d'Eau dans le corps, que cette Eau passe mal , il pourroit en résulter des accidens fâcheux qu'il est facile de concevoir ; mais il faut encore être très-exact dans le régime.

Fallope nous dit qu'en buvant les Eaux minérales, il faut se tenir chaudement dans une chambre , si c'est l'Hiver ; que , sans cette précaution , on court risque de tomber en Paralysie ou en convulsion.

J'ai vu ici un Officier du Régiment de Picardie qui buvoit les Eaux pour des dartres qu'il avoit au visage & qui s'en trouvoit très-bien ; mais étant entré dans le Bain avant de les avoir renduës , & du Bain ayant passé à table , il fut saisi d'un mal de tête, d'une pesanteur générale , d'un frissonnement qui bientôt fut suivi d'une fiévre très-violente & qui se régla fiévre tierce.

Une Sœur Religieuse du Quesnoi , de l'Ordre de St. Augustin , d'un tempérament sec & sanguin , qui buvoit les Eaux depuis quinze jours pour des

douleurs de néphrétique , avoit le ventre conſtipé depuis quelque-temps ,
urinoit peu , & malgré cela, continuoit
toujours de prendre ſept à huit verres
d'Eau tous les jours, fut enfin atta-
quée d'une difficulté de reſpirer , qui
bientôt fut ſi conſidérable qu'il ne lui
fut plus poſſible de ſe tranſporter à la
Fontaine. La Dame Religieuſe avec
qui cette Sœur, étoit me fit appeller;
je la trouvai dans l'état que je viens de
décrire , elle me parut être dans un
paroxiſme d'Aſthme des plus violents ;
on m'aſſura cependant qu'elle n'avoit
jamais été ſujette à cette maladie. Je
lui fit d'abord une ſaignée très-copieu-
ſe , elle s'en trouva ſoulagée ; la reſpiration devint plus libre: je lui preſcri-
vis une infuſion théiforme de Lierre
terreſtre adoucie avec le miel, dont elle
ne but qu'une ſeule taſſe. Elle dormit &
rendit une grande quantité d'urines
fort claires & auſſi cruës que celles que
rendent les Bobelins lorſqu'ils boivent.

La reſpiration me parut plus aiſée ,
le pouls moins tendu , ce qui me dé-
termina à purger la malade: La Médecine la fit aller quatre fois aſſez amplement. Le lendemain la reſpiration s'em-

barrassa de nouveau ; ce qui m'obligea
de réïtérer la saignée, & deux heures
après un lavement composé d'eau de
son & de miel. L'oppression parut diminuer par ces remédes, la malade
dormit assez bien pendant la nuit, son
pouls se ramollit ; mais comme on
manquoit de beaucoup de choses, qu'il
n'y avoit personne pour soigner la
malade, la Dame Religieuse prit le
parti de la renvoyer à son Couvent.

Cette observation démontre clairement que nos Eaux peuvent produire
des accidens fâcheux lorsqu'elles viennent à séjourner en trop grande quantité dans nos vaisseaux, & il est clair
que l'état de cette Religieuse en étoit
une suite. La grande quantité d'urines cruës qu'elle a renduës après la saignée & la purgation, confirme ce que
je dis.

Cependant les Malades ne doivent
pas s'inquiéter, quand même les Eaux
seroient vingt-quatre heures sans passer; il y en a plusieurs qui les gardent ce
temps sans être incommodés : Mais
s'il ne paroit pas quelques évacuations
après les vingt quatre heures, il faut
nécessai-

néceſſairement les hâter , comme nous l'avons dit.

Quelques Malades les rendent ſeulement après le dîner , d'autres pendant la nuit ; cette lenteur ou ce ſéjour des Eaux ne peut qu'être favorable , lorſqu'il n'occaſionne ni peſanteur , ni mal de tête.

Il y en a qui n'en ſont purgés que fort tard , d'autres qui le ſont plutôt & avec irritation , comme je l'ai déjà dit : On les détermine ſur les voies de décharge , par les Remédes que nous avons indiqués.

Ceux qui le ſont trop , doivent diminuer la quantité d'Eau , & ſi , malgré cette diminution , ils ſentent des irritations dans le Rectum , il faut leur donner des Lavemens adouciſſans & le ſoir quatre ou cinq grains de Pilules cynogloſſes.

La voie des urines eſt celle qui fatigue moins le Malade ; nos Eaux la prennent le plus ordinairement & s'y portent avec beaucoup de précipitation : mais il eſt fort rare auſſi que les Malades n'en ſoient purgés.

O

Nos Eaux ne font jamais vomir que par accident ; elles ne contiennent aucuns principes qui puiſſent avoir place dans la Claſſe des vomitifs ſpécifiques : Cependant Mr. *Mignot* qui croyoit qu'elles contenoient du Vitriol & du Fer, a recours, pour le prouver, à l'Analogie de leurs effets avec ceux de ces deux minéraux ; " Elles cau-
,, ſent, dit-il, comme eux des Rots
,, nidoreux, une legere adſtriction au
,, goſier, & à certains Buveurs des Vo-
,, miſſemens, quelque précaution qu'ils
,, puiſſent prendre ; ce que j'ai éprou-
,, vé en moi-même & remarqué ſur
,, les Lieux en pluſieurs autres : Je
,, mettois pourtant tout l'intervalle
,, néceſſaire d'un verre à l'autre. "

J'ai remarqué, comme M. *Mignot*, ces rapports nidoreux & une legere inflammation du goſier, mais je les attribuë au Soufre, & non au Vitriol & au Fer : Nos Eaux ſentent l'œuf couvé, ainſi il n'eſt pas étonnant que l'on ait de tels rapports ; ceux qui prennent du Soufre, ſont ſujets à ces rapports fœtides. L'Adſtriction du goſier n'eſt qu'une legere phlogoſe occaſionnée

par le paſſage continuel du liquide
que certains Malades avalent copieu-
ſement, ou plutôt par l'activité du
ſulfureux volatil qui ſtimule & enflamme la Luette & les Amygdales : ainſi
cette prétenduë adſtriction peut s'expliquer ſans avoir recours au Fer &
au Vitriol qu'on ne ſçauroit y démontrer.

Le Vomiſſement dont il parle, a-
voit ſûrement une autre cauſe, & il
y a apparence qu'il ne venoit que de
ce que ces Malades buvoient une
trop grande quantité d'Eau ; ce qui
cauſoit une violente diſtenſion aux
fibres de l'Eſtomac & une contraction dans ceux du Pylore, qui bientôt
excitoient des nauſées, l'action du Dia-
phragme, des muſcles du bas-Ventre, & enfin le vomiſſement. La ſeule
chaleur tiéde de l'Eau, l'odeur & le
goût d'œufs pourris ſont capables de
produire un tel effet, parce que l'i-
magination ſe révolte & le mouvement des eſprits ſe dérégle ou ſe trouble. Ce ſont là les vraies cauſes du vomiſſement qui arrive à certains Buveurs d'Eau & tel que je l'ai obſervé,

quoiqu'il arrive fort rarement.

Nos Eaux en général donnent beaucoup d'appétit, & les Malades digérent
fort bien, dorment tranquillement.
Toutes les Eaux minérales produisent assez cet effet ; " ce qui me feroit
„ croire, dit encore Mr. *Mignot*, page
„ 37. avec des Auteurs d'une profon-
„ de érudition, qu'elles sont toutes
„ un peu vitrioliques, parce que rien
„ n'aiguise plus l'appétit & ne fait
„ mieux digérer que le Vitriol, jus-
„ ques-là que *Paracelse* a dit qu'il est
„ capable de faire digérer le Fer ; & je
„ ne voit pas comment ceux qui n'y ad-
„ mettent que des Sels nitreux avec
„ de la Terre, peuvent rendre raison
„ de cet effet, puisque l'un & l'au-
„ tre étant Alkalis, émousseroient les
„ levains de l'Estomac, qui, selon
„ toute apparence, sont acides, &c.

Tout ce raisonnement n'est rien
moins que concluant ; il est rempli
d'erreurs. L'autorité de *Paracelse* est de
peu de conséquence dans le fait dont
il s'agit : Il a cru que le Vitriol feroit digérer le Fer, fondé peut-être
sur ce que son Acide le ronge & le

dissout ; mais un tel effet ne peut a-
voir lieu dans l'Estomac. Il n'est pas
plus vrai que les levains de l'estomac
soient Acides ; ils sont savonneux,
semblables à la salive, & tendent,
comme elle, à s'alkalifer, lorsqu'il
leur arrive quelques changemens. Il
y a long-temps que tout cela est connu; mais Mr. *Mignot* suivoit les erreurs de presque tous les Médecins
de son Siécle. Le Sel nitreux dont il
parle, n'est point Alkali ; c'est un
Sel fossile, salé, composé d'un Acide
& d'une Terre absorbante : Il ne fermente ni avec les Acides, ni avec les
Alkalis ; il ne caille point le lait, il
ne rougit point la solution du Tour-
nesol; mais il y a apparence que ce
Docteur a voulu parler du *Natrum* des
Grecs ou de celui des Egyptiens.

Mais, sans aller chercher l'appétit
de nos Bobelins dans l'action du Vitriol qui est un Etre imaginaire dans
nos Eaux, on le trouvera dans ce qui
suit. 1°. Ces Eaux font couler la Bile, levent les obstructions, fondent les Glaires & les matieres visqueuses de l'Estomac : 2°. Elles purgent doucement

tout le Canal inteſtinal: 3º. Elles facilitent la tranſpiration: 4º. Les Malades mangent ſobrement à leur repas,
ne vivent que d'alimens faciles à digérer, boivent peu de Vin & beaucoup d'Eau: 5º. Ils ſe mettent à table, ſe promenent, ſe couchent &
ſe levent à des heures réglées.

CHAPITRE XVI.
Des Bains & de leurs Effets.

L'Uſage des Bains eſt ſort ancien.
On prétend que Médée eſt la premiere qui ait employé les Bains
chauds. Tout le monde ſçait ce qu'il
en coûta à *Pelias*, Roi de Theſſalie.
Mélampe baigna les Filles de *Preſtus*
pour les guérir de leur folie.

Mais, ſans avoir recours à l'Hiſtoire fabuleuſe, nous liſons dans *Dion Caſ-
ſius L. VIII.* que l'*Empereur Auguſte*
étant dangereuſement malade, fut guéri par les conſeils que lui donna *An-
toine Muſa*, ſon Médecin, de ſe bai-
gner dans l'Eau froide, & même d'en
boire: ce qui valut à ce Médecin, outre les grandes largeſſes de ce Prince &

du Senat, l'honneur de porter un anneau d'or; ce qui jusques-là n'avoit été permis qu'aux perfonnes de la premiere diftinction. On lui érigea même une ftatuë qui fut placée à côté de celle d'Efculape.

Plutarque nous dit auffi que les Bains tiédes étoient en ufage du temps de fes ancêtres, qu'*Alexandre le grand* dormoit quelquefois dans fes Bains lorfqu'il avoit la fiévre, & que les Femmes des *Galates* y prenoient leur repas avec leurs Enfans.

Autrefois les Empereurs Romains poufferent la magnificence des Bains fort loin. Ceux d'*Aurelien*, de *Commode* & d'*Antonin*, étoient pavés de beau carreaux de verre, de Jafpe & de Granit. Les fameux Bains de *Bayes*, de *Tivoli* & ceux de *Ciceron* étoient enrichis d'or & des plus rares peintures. Il y en avoit dans Rome douze des plus fuperbes. *Agrippa* en fit généreufement conftruire cent feptante pour le fervice du public; il y en avoit pour les hommes & pour les femmes; il y en avoit de chauds, de froids & de tempérés. Ce Peuple devenu voluptueux

en perdant sa liberté, se baignoit ordinairement avant souper & se faisoit
froter d'Essences & de Parfums les
plus précieux. Enfin rien de plus mag-
nifique, dit *Echard*, que les Thermes
ou Bains publics que *Dioclétien* fit construire à Rome, & dont il reste encore
aujourd'hui une grande partie. Les
Orientaux sont dans cet usage : Les
Turcs & les Perses se baignent plusieurs
fois par jour ; les Législateurs de l'O-
rient ont même ordonné les fréquentes ablutions comme une chose indis-
pensable. Les Bains dans lesquels se
mettent les Sultanes, sont de la plus
grande Magnificence : Ces belles Cap-
tives se servent, pour s'y parfumer,
d'Essences & de Beaume les plus précieux de l'Egypte & de l'Arabie. On
ne doit pas en être étonné : c'est la
volupté qui est l'ame des Serrails ; on
ne peut être heureux que par elle dans
ces superbes Prisons.

Mais il n'est pas question ici de ces
sortes de Bains qui ne sont faits que
pour énerver le corps & l'esprit ; ce
ne sont encore une fois que des enfans
de la volupté & souvent de la débau-

che : Cependant s'ils étoient pris avec modération, ils auroient souvent de grands avantages. En effet, les Bains simples guérissent ou soulagent une infinité de Malades ; ils relâchent le tissu de la peau, rafraîchissent & humectent le Sang. Ceux qui ne les prennent que comme Reméde prophilactique, s'en trouvent très-bien ; ils nettoient la peau, ouvrent les pores & facilitent la transpiration. Voici de quelle maniere *Hyppocrates* s'explique en parlant des Bains. Ils ôtent, dit-il, la lassitude, ramollissent les jointures, font uriner, dissipent la pesanteur de tête, rendent les narines humides & ouvrent les autres conduits. Les Bains d'eau douce, au rapport de *Trallien*, font du bien aux Mélancoliques, mais il faut qu'ils y restent long-temps, si c'est l'Eté qu'on les emploie. *Tral. L. 1.*

Si de tels Bains font souvent si efficaces, que ne devons nous pas espérer de ceux de notre Fontaine minérale ? En effet, ces Eaux étant impregnées d'un Soufre très-subtil, doivent être plus pénétrantes, leur Sel

alkalin en facilite l'introduction ou
les rend plus insinuantes, tandis que le
Sel nitreux en modére l'activité &
leur donne une qualité antiphlogistique. Tous ces principes rassemblés
avec la partie bitumineuse dans chaque molécule d'Eau, constituent un
fluide savonneux très-propre à fondre
les lymphes trop épaisses, comme
dans les engorgemens des Glandes,
dans les Squirrhes, dans les vieilles
blessures, où ces sucs trop grossiers
circulent à peine, engorgent les petits Vaisseaux qui forment les parois
des grands, & fondent la Synovie
qui s'est épaissie dans les gaînes ou les
coulisses des Tendons: suites assez ordinaires de quelques vices particuliers,
des grandes blessures, des entorses.
Enfin cette Eau en se mêlant au sang,
le dessale & l'adoucit; en pénétrant
les Membranes, elle les relâche, les
rend plus souples, moins tenduës, &
par-là moins sensibles à l'irritation des
humeurs trop acrimonieuses, tandis que
par les sueurs que les Bains excitent
sans violence, ils diminuent le volume des humeurs & les purifient de
l'acre qui en fait le vice principal.

Delà vient qu'ils sont si efficaces dans toutes les Maladies de la peau, dans les Rhumatismes.

Aretée de Cappadoce conseille les Bains d'Eau naturellement chaude aux Mélancoliques, parce qu'ils rassoupliffent les Muscles toujours secs & tendus chez ces sortes de Malades. *Profper, Alpin,* dans sa Médecine des Egyptiens, assure de même que plusieurs Mélancoliques ont été parfaitement guéris par l'usage des Bains tiédes.

Ceux qui ont des Anchilofes bâtardes, ou des vraies commençantes, soit qu'elles viennent par un engorgement du Tissu cellulaire, soit par un desséchement des Glandes de *Clopton Havers*, ou par la trop grande rigidité des Ligamens lateraux & capsulaires, soit enfin par un défaut de synovie, j'ai observé qu'ils y étoient souvent efficaces : Mais on doit y faire concourir les Eaux & les Bouës, excepté dans les deux derniers cas, où les Bouës font peu d'effet. Si l'Anchilofe est parfaite, la Maladie est sans ressource.

Ceux qui font menacés d'Hydropifie, de Leucophlegmatie, doivent s'abstenir de nos Bains, de même que quand on a la tête foible, qu'on est attaqué de Catarres, de Rhumes de cerveau, qu'on a des dispositions à l'Asthme & à la défaillance, qu'on est desseché par une chaleur lente habituelle.

Pour prendre les Bains, il faut faire chauffer l'Eau, ce qui n'est pas necessaire à Bourbonne-les-Bains, à *Barege*, au Mont d'or, &c. où l'eau est naturellement très-chaude. Celle-ci n'est que tiéde. On a une grande chaudiere pour la réchauffer & des tuyaux qui la portent ensuite dans des Baignoirs. Il y a un grand réservoir pour l'Eau froide & des tuyaux qui la conduisent dans les Baignoirs. Les cuves ou réservoirs fournissent à huit Baignoirs qui sont placés circulairement dans la même chambre : C'est là où les Soldats se rendent pour recevoir les Bains.

Les Etrangers ont des Bains dans des chambres particulieres, où ils sont fort proprement. Il y a des Domestiques pour les servir & qui éxécutent

adroitement

adroitement tout ce qu'on leur ordon-
ne, & le Sieur *Bar*, maître des Eaux,
eſt fort attentif à faire fournir tout
ce qui eſt néceſſaire.

On donne des Bains entiers, des
demi-Bains & des Bains particuliers:
Cela dépend de l'eſpece de maladie,
de ſes progrès & des parties qu'elle
occupe. Si un Malade a des douleurs
univerſelles, des dartres ſur tout le
corps, la galle, des obſtructions dans
les glandes conglobées, &c. on fait
plonger tout le corps dans l'Eau.

S'il n'eſt queſtion que d'une Sciatique, d'une douleur dans les reins,
d'une ſtrangurie, de carnoſités dans
l'uretere accompagnées de douleurs,
on donne des demi-Bains. Enfin, ſi la
maladie eſt bornée au bras, à la jambe,
on ſe contentera d'y mettre la partie
ſouffrante, & c'eſt ce que j'appelle
Bain particulier.

Lorſque le Malade eſt extrêmement
foible, il ne faut pas commencer par
le Bain entier, il ne pourroit le ſoû-
tenir; le demi-Bain ſuffit, & il ne faut
pas qu'il y reſte long-temps: L'Eau ne

P

doit pas être fort chaude, il ne sçauroit en soûtenir l'impression, on doit l'y accoûtumer par degré.

Ceux qui sont plus robustes, ne demandent pas tant de précaution. Cependant je suis d'avis qu'on y aille doucement : Lorsqu'on brusque trop, les plus forts tombent en syncope. J'ai quelquefois été obligé de faire promptement retirer des Soldats du Bain, parce qu'ils étoient tombés en défaillance : Ils s'étoient donnés eux-mêmes trop d'eau chaude ; ils s'imaginent que le Bain ne leur fait rien, lorsqu'ils ne suent pas à tout percer.

Cette forte chaleur de l'Eau agite trop le sang ; elle force la nature, cause une trop grande dissipation du suc nerveux & fait prodigieusement souffrir les Malades en réveillant trop brusquement la cause de leurs douleurs : c'est ce que j'ai souvent vu arriver. Un Marchand de vin de Gand avoit une douleur dans les muscles des lombes, qui par succession de temps lui avoit fait fléchir le corps en devant, de maniere qu'il étoit tout courbé & ne pouvoit marcher qu'avec des bé-

quilles. Ce Malade prit un Bain très-
chaud qui lui caufa les plus violentes
douleurs pendant tout le temps qu'il
y refta : il s'étoit imaginé qu'une
abondante fueur devoit le guérir, je
lui fis fentir fon erreur & il fe rendit à mes confeils ; il prit les Bains
à un degré de chaleur modérée, & il
les fupporta à merveille.

Plutarque condamne les Bains chauds
dont fe fervoient les Romains : il dit
que rien ne contribuë tant à altérer
le corps & à caufer des Maladies ;
mais il ajoûte que les Bains tiédes
font fort falutaires. Selon *Offman*,
les Bains trop chauds excitent un mouvement violent dans le fang & les humeurs, une expanfion contre nature,
d'où naiffent des palpitations de cœur,
l'anxiété des parties précordiales, des
douleurs de tête, des inquiétudes, la
perte des forces ; & le ravage qu'ils
font eft d'autant plus confidérable, que
le corps a plus de fang & de fucs im-
purs, parce qu'alors l'excès du mouvement du fang agit plus fortement fur
les parties & les vicie ; les matieres
fordides en deviennent plus fubtiles &

plus acres : En effet on sçait avec quelle promptitude la chaleur rend putrides les matieres qui croupissent ; elle y dispose même les sucs qui circulent dans les vaisseaux. Ce raisonnement fondé sur l'observation, établit la nécessité de saigner les plethoriques avant l'administration des Bains, & de purger ceux chez qui l'on soupçonne des impuretés dans les premieres voies, si l'on veut éviter, outre les accidens énoncés ci-dessus, les mauvais effets de la congestion du sang & des humeurs dans la poitrine. C'est aux Médecins & aux Chirurgiens à juger de la nécessité de purger ou de saigner le malade dans la préparation à l'usage des Bains. L'amertume de la bouche, la langue pâteuse, l'estomac chargé, le ventre paresseux, le dérangement de l'appétit, &c. font des indications qui établissent la nécessité de purger : Mais si la bouche est fraîche, l'estomac bon, le ventre libre, le corps agile, l'esprit gai, on peut sans aucunes préparations se livrer aux Bains.

J'ai vu des Soldats qui avoient les muscles fléchisseurs des doigts & de la jambe retirés, ces organes par conséquent très-fléchis, se contracter encore plus par l'action du Bain trop chaud & souffrir beaucoup de cette premiere tentative.

On sçait que le blanc d'œuf se dissout peu-à-peu à une chaleur au dessus de celle du corps humain, une plus considérable l'épaissit. Il en est de même de la sérosité du sang : Les cataplâmes modérément chauds résolvent les tumeurs, mais les brulans peuvent les confirmer. La chaleur en général ne dissout & n'atténuë point les humeurs ; lorsqu'elle est trop grande, elle produit des concrétions. Tous ces éxemples doivent engager les Malades à se laisser conduire.

Cet effet n'est point particulier à nos Eaux, comme on se l'imagine vulgairement. L'eau commune trop chaude produiroit le même effet, ainsi que je l'ai vu souvent. Cependant je ne voudrois pas nier que les particules sulfureuses n'y entrassent pour quelque chose ; elles peuvent, par leur activité, contribuer à l'agitation des fluides animés.

Mais on peut m'objecter ici que les parties sulfureuses doivent s'évaporer pendant que l'on fait chauffer l'Eau pour le Bain, puisque j'ai dit ailleurs que ces parties étoient très-fugitives, & qu'au bout de quelque temps, cette Eau n'offroit plus les mêmes phénomenes. Il est certain que cela arrive & que cette Eau est presque réduite à la condition de l'Eau commune : Mais il faut observer que l'Eau froide dont on se sert pour mettre le Bain au degré convenable, a toute sa vertu. Supposons actuellement que l'on mette autant d'Eau froide que d'Eau chaude, le total aura au moins la moitié de sa vertu sulfureuse : Car pour le Sel, il ne doit pas être compris dans l'évaporation ; il est trop fixe pour s'élever.

Les Malades peuvent rester une heure & demie, deux heures dans le Bain : S'ils sont trop foibles, un quart d'heure, ou une demie heure suffira. Le temps doit être proportionné aux forces, au tempérament, au degré de la Maladie & à d'autres circonstances qui se présentent & dont le Médecin interne ou externe doit juger.

Le temps de se mettre dans les Bains est indifférent, pourvu qu'il n'y ait pas d'alimens dans l'estomac : leur action troubleroit la digestion, & la fiévre pourroit en être l'effet.

Si les Malades veulent les prendre le matin, ils doivent attendre que les Eaux qu'ils auront buës soient passées : Elles le font assez communément à neuf heures, lorsque les Malades ont commencé à boire dès cinq heures. S'ils entroient dans le Bain plutôt, la chaleur pourroit déterminer l'Eau qui est dans les vaisseaux, par les sueurs; ce qui pourroit faire un mauvais effet. La nature seroit forcée : Il faut lui laisser choisir les voies d'évacuation ; elle n'aime pas qu'on trouble ses desseins. Cette chaleur pourroit encore occasionner quelques raréfactions dans le sang, & de-là peut-être des accidens très-fâcheux.

On peut répéter le Bain le soir sur les quatre heures, qui est le temps où la digestion doit-être faite, si le mal l'éxige. Il y a des Malades qui n'en ont besoin que d'un jour-l'autre, & d'autres plus rarement. *Hippocrates* em accorde deux par jour à ceux qui y font accoûtumés.

Les Soldats en général ne restent que trois quarts d'heure dans le Bain : leur grand nombre nous empêchent de les y laisser plus long-temps. On ne finiroit jamais, tout l'Hôpital seroit dérangé & l'ordre des distributions troublé.

A la sortie du Bain, il faut essuyer les Malades avec des linges chauds, bassiner leur lit & les bien couvrir lorsqu'ils y vont. Ces précautions sont très-essentielles pour les Soldats : L'air froid pourroit les saisir dans le trajet qu'il y a de la chambre des Bains à leur sale, & leur causer des catarres, des fluxions de poitrine, &c. *Amatus Lusitanus, cent.* 1. *curat.* 36. rapporte qu'un homme fut frapé d'Apopléxie pour s'être exposé à l'air froid à la sortie d'un Bain chaud.

Il arrive quelquefois que les Malades qui prennent les Bains, ont le ventre paresseux & sont fort altérés ; ce qui arrive principalement à ceux qui ont eu des sueurs excessives, parce qu'alors il se porte moins de matieres sur les filtres des intestins : D'où il suit que les excrémens doivent se dessécher. Par la même raison, les glandes salivaires doivent faire une séparation moins abondante de salive : Car c'est un principe certain que dans le corps humain une secrétion augmentée, diminuë ou ralentit toutes les autres. On remédie à cette incommodité en usant d'alimens frais & humectans, en détrempant par une boisson abondante & en excitant le ventre par quelques lavemens laxatifs, qui bientôt le remettent dans son devoir.

Voilà ce que j'avois à dire sur les Bains. En traitant des Bouës j'aurai encore occasion de parler des cas où ils sont utiles ou nuisibles. J'ai cru que je devois m'étendre autant que je l'ai fait sur une matiere aussi importante, d'autant mieux que Mrs. *Mignot* & *Brassart* n'en ont presque rien dit, non plus que des Bouës dont je vais parler.

CHAPITRE XVII.

Où l'on traite des Bains de Bouës & de leurs actions.

Tout le monde convient des bons effets de nos Bouës, & ce n'est pas sans raison : Elles 'en produisent tous les jours qui méritent l'attention des Sçavans. Leur Soufre y est beaucoup plus dévelopé qu'il ne l'est dans nos Eaux ; il y est plus rassemblé : Les Bouës même lui offrent une résistance qui modére sa grande volatilité ; la chaleur qui s'éleve, le pousse quelquefois à la surface, où il s'amasse, comme nous l'avons dit ailleurs. Là, il paroit sous sa forme naturelle, d'un jaune pâle ; la couleur n'y fait rien. Le Soufre naturel est souvent opaque, citrin ou couleur d'or. Il y en a de citrin transparent comme de l'ambre ; celui-ci est très-rare ; on l'appel *Soufre de Kitto* ou *de Guidoa* : Il vient proche des mines d'or. Celui qu'on apporte de la Guadalouppe, du côté de la Martinique, est tout aussi beau. Il y a aussi un Soufre fossile opaque que l'on trouve dans les mines d'Argent : On en ramaffe en Saxe. Il s'en fublime au haut du puits de *Cefar* à Aix-la-Chapelle, qui eft couleur de cendre : on en retire des montagnes du Tirol qui eft rouge , mais cette couleur ne lui vient que de l'Arfenic avec lequel il eft mêlé. Le Mercure combiné avec le Soufre , lui donne auffi cette couleur , foit que cela fe faffe dans les entrailles de la terre ou dans les fourneaux des Chymiftes.

Tous ces Soufres & généralement tous les Soufres ne différent en rien l'un de l'autre : La Chymie en les débarraffant des corps hétérogenes , les réduit tous à la même condition , & alors ils offrent tous les mêmes phénomenes. Qu'on ne vienne donc plus groffierement alléguer que notre Soufre n'a pas la couleur de celui dont on fait les allumettes , que ces Bouës ne contiennent qu'une matiere bitumineufe , liquide , dont elles fe chargent en paffant par les Mines de Houille & de Tourbes. Ce Bitume paroit y éxifter en effet , mais elles renferment auffi un vrai Soufre minéral très-pur & très-fubtil , & un Sel qui en augmente l'activité ; un Soufre formé dans les entrailles de la terre par l'union intime de l'Acide vitriolique & du principe inflammable : C'est du moins l'opinion la plus reçuë sur la composition de ce fossile. Mr. le Comte de *La Garaye* paroit pourtant d'un avis contraire : Il a fait de fort belles expériences qui semblent prouver que c'est l'Acide marin qui est la base du Soufre minéral (1). Il y a même quelques expériences qui fournissent de fortes raisons de croire que les Acides nitreux & marins ont, comme le vitriolique, une grande affinité avec le phlogistique : Telle est la détonnation & la décomposition du Nitre par l'addition d'une matiere grasse & la formation du Phosphore, dans laquelle il paroit que l'Acide marin a abandonné sa base alkaline pour se combiner avec le phlogistique.

C'est ce Soufre très tenu, joint au bitume & aux autres principes, qui rends nos Bouës si résolutives, si atténuantes,

---

(1) Voyez la Chy. Hidraul. pag. 170. & le Mém. de Mr. Grosse inséré dans le même Ouvrag. pag. 295.

nuantes, si fondantes & si propres à dissiper les congestions, à dissoudre la
lymphe trop épaisse, la synovie dans
les jointures & dans les coulisses des
tendons, à ranimer le cours des esprits
dans les nerfs comme dans les membres
paralytiques, à ramollir les parties trop
rigides, à donner du ressort à celles qui
sont trop laxes. Ces effets si opposés sont
pourtant, par une heureuse combinaison, renfermés dans le même sujet. L'ex-
perience journaliere prouve mieux que
le raisonnement cette singularité. Elle
peut pourtant être expliquée, & je
crois même qu'il est nécessaire d'indiquer les cas, pour que l'on ne se trompe pas dans l'application des remédes.

Elles fortifient les parties relâchées;
c'est un effet nécessaire de l'action du
Soufre & du Bitume : Mais elles relâchent celles qui sont trop rigides; cela
ne doit pas s'entendre des parties qui
sont devenuës rigides par un dessèche-
ment particulier de leur tissu, comme
à la suite des grandes brûlures, des
blessures avec déperdition, dans celles où une partie considérable des fibres
motrices a été enlevée, comme aussi

Q

lorsque les tendons sont desséchés & unis avec leurs gaînes, lorsque les extenseurs d'une partie sont coupés & que les fléchisseurs sont devenus inflexibles par une longue inaction, &c. non-seulement les Bouës ne conviennent pas dans tous ces cas, mais elles y sont fort contraires : Ainsi il est trèsessentiel que le Médecin externe sçache les distinguer.

Mais si les parties ne sont rigides, que leur action ne soit gênée que par la présence d'une humeur qui s'est épaissie dans leur tissu cellulaire, dans les gaînes & les coulisses, par des tumeurs qui dérangent leur situation & leur jeu, il y a tout lieu de se flater que nos Bouës, en détruisant ces causes, ramolliront ces parties & rétabliront leur action.

On attend, pour donner les Bains de Bouës, que le soleil soit fort chaud & le temps constamment beau : Ainsi on ne commence guére à les prendre que vers le vingt du mois de Juin. Les pluies les dérangent considérablement, parce qu'elles les lavent & les refroidissent.

L'heure de fe mettre dans ces Bains eſt depuis dix heures du matin juſqu'à midi, & depuis une heure juſqu'à trois heures & demie.

Lorqu'il eſt décidé que la maladie éxige ce reméde, on y prépare le malade par les remédes généraux, ſi le cas le requiert: Ce que nous avons déjà dit de ces préparations doit-être ſuivi. Voyez le Chapitre XI.

Je diſtingue auſſi ces Bains en entiers, demi - Bains & particuliers, ſuivant la ſituation des Maladies & leur étenduë. Il faut encore ici ſuivre ces diſtinctions & voir ce que j'en ai dit au Chapitre des Bains d'Eaux.

Les Malades reſtent ordinairement une heure & demie ou deux heures dans le Bain; mais le temps doit être prolongé ou diminué, ſuivant les forces, le degré de la maladie, &c.

Mais comme ces Bains ſont en plein air & que les Malades ſeroient expoſés à toute l'ardeur du ſoleil, on y a placé des arcades de bois ſur leſquels on a mis une eſpece de fourreau de toile, en ſorte que les Malades y ſont, comme sous une tente, très-bien garantis de l'ardeur du soleil.

Peu de temps après que les Malades sont dans les Bouës, ils sentent ordinairement leurs douleurs se réveiller ; les parties se gonflent même quelquefois. Il y en a qui souffrent pendant tout le temps qu'ils y restent & les deux premieres heures qui succedent leur sortie : d'autres fois, ces douleurs subsistent plus long-temps.

Il y en a d'autres ausquels il survient de legeres phlogoses, des boutons phlegmoneux, milliaires, accompagnés de démangeaisons, des taches rouges : D'autres fois, c'est un frémissement dans toutes les parties exposées à l'action des Bouës, des picotemens passagers, des crampes fort douloureuses, mais qui ne sont pas durables & qui n'arrive que lorsque les Bouës ne sont pas encore bien échauffées. Il y a des Malades qui ont des élancemens, des secousses comme si on les avoit électrisés. J'ai vu un Soldat qui avoit les deux extrémités inférieures sans action, très-roides, les orteils fléchis, les genoux gonflés, tout

le corps presque douloureux ; qui, chaque fois qu'on le mettoit dans les
Bouës, sentoit non seulement réveiller ses douleurs, mais avoit des spasmes dans les jambes ; on les voyoit
s'élever involontairement. Tous ces
effets cessoient sitôt qu'il en étoit sorti. Un autre Malade paralytique de la
moitié de son corps à la suite d'une
Apopléxie, avoit toujours la jambe
paralytique très-roide, toutes les fois
qu'il sortoit de ces Bains.

Tout cela ne doit point inquiéter
les Malades. On n'en voit jamais de
suites fâcheuses : Au contraire, c'est
une marque que le reméde agit sur
les humeurs arrêtées. C'est sur tout un
bon signe dans les Paralysies : ces picotemens, ces fourmillemens, ces
élancemens marquent que les nerfs
sont excités ; ces secousses détermi-
nent ou rappellent le fluide moteur
dans les parties correspondantes.

Les Paralytiques au contraire qui
ne sentent pas cette action des Bouës,
en sont rarement soulagés.

Cependant s'il survenoit un gonflement trop confidérable, des inflammations, une douleur trop forte, une roideur trop grande, il faudroit fufpendre le reméde pour détruire ces effets par ceux que nous fourniffent la Médecine & la Chirurgie : Enfuite on reprendroit la premiere indication.

On voit auffi que l'aétion des Bouës fait fouvent ouvrir les anciennes cicatrices, principalement dans celles où l'os avoit été ci-devant fracaffé : il en fort quelquefois des efquilles, la plaie fe referme pour toujours & les Malades ceffent de fouffrir. On voit auffi que la plaie s'ouvre de nouveau pour donner iffuë à de nouvelles efquilles.

Mais fi cette plaie devenoit confidérable, la fuppuration abondante, on difcontinuëroit l'ufage des Bouës, on la panferoit avec des digeftifs appropriés, & il faudroit chercher la caufe d'un tel accident, qui ordinairement dépend de quelques corps étranger. Si c'eft une balle ou du plomb, on tâche de l'enlever : Enfin fi c'eft la cicatrice qui eft défectueufe, ou s'il y a des duretés, des calloſités, il faut en procurer la fup-

puration ou la réſolution , ou les enlever avec l'inſtrument tranchant.

Quelquefois on donne les Bouës
ſeules pour guérir ; on voit des Maladies qui éxigent les Bains d'Eau &
ceux des Bouës , & il y en a d'autres
contre leſquelles il faut encore faire
militer les Eaux priſes intérieurement :
Mais qu'eſt-ce qui conduit les Malades dans ce choix ? C'eſt ſouvent le
préjugé ou l'ignorance , un empyriſ-
me groſſier étayé de beaucoup de va-
nité de la part des Médecins & des
Chirurgiens que les Malades conſul-
tent , qui lorſqu'on leur objecte des
raiſons ſolides pour leur faire ſentir
l'impoſſibilité de leur choix , ne vous
répondent pas autre choſe ſinon que
leur grande expérience leur a appris
que cela doit être ainſi : ils l'empor-
tent pour l'ordinaire , parce que le
public , qui ne juge de l'habileté des
Médecins que par le temps qu'ils éxer-
cent , décide toujours en leur faveur.

C'eſt l'eſpece de Maladie , jointe à
la connoiſſance du reméde que nous
traitons , qui doivent nous conduire.
Un homme , qui , à l'occaſion d'une

blessure à la jambe, auroit une cicatrice considérable qui brideroit les
vaisseaux, occasionneroit encore une
rétraction dans les muscles fléchisseurs des orteils, il est clair (& c'est
un fait d'observation ,) qu'avant
d'en venir à l'application des Bouës,
il faudroit faire usage des Bains
d'Eau ; ceux-ci relâcheront les parties trop rigides, trop serrées, dé-
tremperont les humeurs épaissies dans
les petits vaisseaux, diminuëront leur
angustie : alors les Bains de Bouës plus
actifs, plus fondans, plus toniques,
termineront plus aisément la guérison du Malade, & on sera assuré de
n'en pas recevoir de mauvais effets.

Mais si la Maladie étoit différente,
comme elle le seroit en effet, si sur
cette même jambe il s'étoit fait une
fonte d'humeurs, qu'elle fut œdema-
teuse, les ligamens des articulations
relâchés, les vaisseaux débilités, in-
dolens, & seulement une douleur gra-
vative, il est visible que l'indication
ne seroit plus la même, & qu'au lieu
de remédes relâchans, il faudroit des
remédes fortifians, un peu actifs &
fondans, tels que nos Bouës, qui, dans

ce cas, doivent l'emporter fur les Bains des Eaux.

Enfin, fi un homme avoit des douleurs de Rhumatifme dans differentes parties du corps, des douleurs vagues accompagnées de fpafmes dans les mufcles du bras, comme je l'ai vu dans un Négociant de Zélande, il feroit néceffaire, dans tous ces cas, de faire ufage des Eaux, des Bains & des Bouës, parce qu'il faudroit adoucir le fang, relâcher les folides, déplacer l'humeur morbifique & la faire tranfpirer.

Il y a plufieurs autres Maladies contre lefquelles ces trois moyens doivent être réünis, fi l'on veut militer avantageufement contre l'incompatible ; mais qu'on ne s'imagine pas que ce que je dis ici ne foit qu'un jeu de l'imagination : Encore une fois, je ne parle que d'après l'expérience & l'obfervation. J'ai fuivi les Malades avec toute l'attention poffible ; j'ai écrit toutes les Maladies des Soldats qui fe font rendus dans l'Hôpital ; j'ai marqué chaque jour les effets des Eaux ; je les ai interrogés à

tout moment ; en un mot, j'ai prêté
la plus grande attention. Je m'esti-
merai fort heureux, si mon Ouvrage est utile au Public & s'il peut mé-
riter les suffrages des Connoisseurs :
C'est la seule recompense que je desire.

Quoique nos Bouës soient d'une
grande efficacité dans plusieurs Maladies, je suis bien éloigné de croire
qu'elles conviennent à toutes : il n'y a
qu'un Charlatan qui soit assez auda-
cieux pour attribuer une vertu si étenduë à ces remédes : Il y en a plusieurs
où elles ne font rien du tout, & il y
en a d'autres où elles font du mal. Ce
que j'ai déjà dit le prouve assez. (1)

Elles ne font rien à ceux qui ont des
Anchiloses parfaites, les membres
courbés par la destruction de la puissance motrice, aux Paralysies invétérées
où le sentiment & le mouvement

____

(1) Leur efficacité, selon Mr. *Morand*, n'est
en aucun cas si démontrée que dans les rétrac-
tions des tendons & des nerfs à la suite des
grandes blessures ; il cite, à ce sujet, l'histoire d'un
Hollandois, impotent d'une main depuis une
blessure considérable qu'il y avoit reçuë. pag. 14.
Mém. de l'Acad. des Sciences.

font abolis, à celles qui ont pour caufe le dérangement des vertébres ou la fection de quelques nerfs confidérables.

Elles font du mal à ceux qui font très-débiles, qui crachent le fang, qui font Phtifiques ou qui font menacés de cette maladie. Souvent auffi elles font du mal, parce qu'on les a prifes fans aucun ménagement, fans préparation & fans avoir fait précéder les remédes néceffaires. Un malade avoit une roideur convulfive dans un bras, accompagnée de tenfion & de douleurs : Un ignorant lui confeilla les Bouës; il y fouffrit beaucoup : On reïtéra le reméde, tous les fymptomes augmenterent, la fiévre fe mit de la partie. On affura alors que les Bouës ne convenoient pas à ce genre de maladie & le malade fut congédié.

Je laiffe au Lecteur la liberté de faire fur ce fait les réfléxions qu'il jugera à propos. En revenche, je le prie de me difpenfer des citations : des raifons de bienféance m'empêchent de les faire.

Les Bouës ne conviendroient pas non plus fur un Squirrhe invétéré, où

il y auroit de la douleur ; elles pourroient le faire dégénérer en Cancer.
Si le Squirrhe est considérable par son
volume, dur, situé sur des parties ap-
ponévrotique, sur la route des gros
vaisseaux quoique sans douleur ; je ne
conseillerois pas plus leur application :
Il est toujours dangereux de mettre en
mouvement les humeurs arrêtées ou en
stase depuis long-temps dans le sein
de ses tumeurs : elles prennent presque
toujours un mauvais caractere, sur-
tout si la tumeur vient à s'ouvrir ; l'air
extérieur qui frappe les humeurs, leur
donne les dispositions les plus per-
verses. (1)

Mais si la tumeur squirrheuse est située dans les graisses, sur des parties
charnuës ; si elle est petite, mobile,
souple, peu ancienne, on peut être sûr
que nos Boües sont très-propres à en
procurer la résolution. Il y de même
une infinité de cas qu'un habile Chirurgien doit sçavoir distinguer pour
ne pas tomber dans des erreurs pré-
judiciables au Malade.

Nos

(1) Voyez le Sçav. Mém. sur le vice de Hu.
dans les Mém. de l'Acad. de Chirurgie. T. 1,

Nos Bouës pouroient fervir, en les faifant réchauffer, à compofer des Cataplâmes excellens; la chaleur du feu ra-
nimeroit & dévcloperoit leurs parties
actives, elles en feroient plus diffol-
vantes, plus pénétrantes, elles feroient mieux tranfpirer l'acre irritant,
ou les humeurs arrêtées; bien entendu
que je fuppofe la caufe antécédente détruite, & qu'il n'eft plus queftion que
de la conjointe.

Les Bouës ainfi appliquées, pourroient quelquefois être fuivies d'inconvéniens, par exemple, fur des parties très-douloureufes difpofées à l'inflammation, fur celles qui font féches
& rigides: Mais alors ou on ne s'en
fervira pas, ou, fuivant le cas, on les
mêlera avec des pulpes émollientes,
l'Onguent d'*Althæa*, les Huiles mu-
cilagineufes, &c.

Je ne doute pas que l'on ne fît
auffi d'excellens Cataplâmes avec ces
Bouës, contre les fpermatocelles fimples ou vénériens, en y ajoûtant
quelquefois le Vinaigre de Litarge,
l'Onguent *nutritum*, le fuc de Plantain,
de *Solanum*, de *Semper-vivum*, &c. J'ai

R

vu un effet admirable du Cataplâme de *Lazare Riviere* (1) appliqué sur un spermatocelle avec douleur & inflammation ; le malade qui étoit un homme de considération, en fut promptement guéri, bien entendu que ce malade fut saigné & qu'il observa la diéte convenable, &c. (2)

Nos Bouës mêlées avec le Sel ammoniac, l'Onguent de Stirax, seroient encore bien indiquées sur les tumeurs & les taches scorbutiques, sur les Anchyloses, &c.

Ces conseils ou ces idées, quoique nouvelles, sont pourtant fondées sur la raison & sur la nature des Bouës : Je n'attens que des occasions pour les mettre en pratique. J'ai même déjà commencé à le faire, & je ne manquerai pas d'en insérer le succés dans la suite de cet Ouvrage. Il est honteux que ceux qui ont successivement conduit les Malades qui se rendent ici de-

---

(1) Ce Cataplâme fut conseillé au Malade par Mr Fomsson, sçavant Méd. de Bruxelles.

(2) Voyez Riviere, obs. 35. ce qu'il dit d'un Catap. comp. de vinaig. de litarg. de farin. de féves & d'Eau.

puis 1698. n'ayent pas fait tous ces Essais, où certainement il n'y a pas le moindre inconvénient.

Les meilleurs remédes demandent qu'on aide quelquefois leur action. On peut aussi, par le raisonnement, & en rassemblant plusieurs faits, plusieurs circonstances, en comparant différens genres de Maladies, la nature du reméde, ses effets ; on peut, dis-je, l'appliquer à des Maladies nouvelles, ou contre lesquelles on ne l'avoit jamais tenté : on peut le donner sous une nouvelle forme en lui réünissant la vertu de quelques ingrédiens propres aux Maladies qui se présentent.

Mais il y a des hommes qui sont éternellement condamnés à ne jamais s'élever : Renfermés dans les bornes étroites de leur esprit, ils ne voient tout au plus que les chemins les plus frayés. Ce sont des aveugles ou des animaux d'habitude, qui ne marchent hardiment que dans les sentiers où ils passent sans cesse & sans autre guide que leur instinct.

Mr. *Mignot*, à la page 50. de son

ouvrage, avoit bien senti que nos Bouës pourroient faire un bon reméde étant réchauffées, & il assure ensuite, contre l'usage d'aujourd'hui, qu'elles sont meilleures que les Eaux contre toutes les maladies externes, parce qu'elles contiennent plus de parties de minéraux. Il nous cite la guérison de quelques mineurs de Mr. de *Megrigny* qui portoient des ulceres aux jambes fort rebelles, & dont ils furent guéris pendant les travaux ordonnés par le Roi pour l'établissement des Bouës & des Fontaines.

Mais Mr. *Mignot* ne s'explique point assez : Il auroit du nous bien éclaircir les faits qu'il cite, déterminer le genre de Maladie, nous dire comment & dans quel temps de la Maladie on a appliqué le reméde. Mr. *Brassart*, qui a écrit après lui, va plus loin : Il cite deux exemples plus circonstanciés, de personnes qui ont été guéries par l'application des Bouës en Cataplâme. La premiere étoit un Capitaine Irlandois qui portoit une tumeur grosse & dure aux testicules, causée par une violente compression sur ces organes : Il avoit

ufé , fans fuccés , de beaucoup de remédes ; il avoit méme bu les Eaux
pendant quinze jours: Enfin on lui mit
des Cataplâmes de Bouë , ,, au feptié- "
me jour , dit ce Médecin , l'irruption "
de l'abcés fe fit avec quantité de ma- "
tiere , dont il fut guéri par la con- "
tinuation des Bouës. ,,

L'autre Malade , qui portoit une tumeur fur les tefticules depuis fix mois ,
fans avoir pu guérir par une infinité de
remédes , trouva fa guérifon dans l'u-
fage des Eaux & dans les Cataplâmes
de Bouës. (1)

Dans le moment que j'écris ceci , un
Gentilhomme fort refpectable vient
de m'affurer qu'il a vu réchauffer les
Bouës , il y a environ vingt-cinq ans ,
dans une faifon trop froide pour les
prendre telles qu'elles font naturellement. C'étoit pour un homme abfolu-
ment perclus des deux extrémités inférieures. Voici comme on s'y prenoit.
On faifoit chauffer une certaine quanti-

---

(1) Mr. *Marand* dit auffi qu'il les croiroit
plus efficaces , fi , après les avoir échauffées , on
les appliquoit en Cataplâme.

R 3

té d'Eau de la Fontaine, & après l'avoir
retirée du feu, on y jettoit la quantité
de Bouës nécessaire pour former le
bain : Cela fut continué pendant plusieurs jours à l'avantage du Malade qui
recouvra, par ce moyen, l'usage des jambes dont il ne pouvoit se servir auparavant : Mais j'ai observé depuis que,
quand on fait ces Bains, la Bouë se
précipite au fond du Baignoir, y forme une masse solide sur laquelle le Malade se trouve assis. Pour éviter cet inconvénient, un domestique doit de
temps en temps la remuer avec la main
afin de la tenir toujours dispersée dans
l'Eau.

On a négligé ou on n'a pas voulu
recevoir cette méthode pour deux
raisons. La première, parce qu'elle
étoit trop embarrassante : La seconde,
parce qu'on épuisoit les Bouës. (1)

---

(1) Il est vrai qu'elles s'épuiseroient ; elles
s'épuisent même sans cela, parce que chaque
Malade qui en sort, en emporte une partie, &
il n'y a point de torrent souterrain qui en apporte la matière au Bassin. Mais on les rem-
place en y mettant celle qui se ramasse dans
les issues des Fontaines, même en y jettant des

Mais cela prouve-t-il qu'elle est moins efficace ? Il est même facile de détruire ces deux motifs; mais, sans m'arrêter a les combattre, je soûtiens qu'il seroit nécessaire de suivre cette méthode dans certains cas & dans certains temps.

Lorsqu'on fera chauffer ces Bouës pour en faire des Cataplâmes, il faudra se servir du Bain-Marie & les mettre dans des vases fermés; autrement la chaleur feroit dissiper leur sulfureux volatil. Cela est si vrai, que, lorsque j'ai fait la lessive de ces Bouës, tout le laboratoire fut rempli, au premier dégré de feu, d'une odeur sulfureuse très-pénétrante.

Si on étoit dans l'usage d'envoyer ces Bouës dans les lieux éloignés, je crois qu'il y auroit peu de dissipation, si on les renfermoit éxactement dans des tonneaux. Supposé qu'elles se désséchassent un peu, on pourroit les hu-

---

* Bouës du voisinage, & ces Bouës ont bientôt la même vertu que celles du Bassin, parce que les principes actifs y sont continuellement apportés par les Sources.

mecter avec une lessive de cendres alkalines , ou avec de l'eau de goudron
telle qu'on la fait aujourd'hui : Mais il
vaut toujours mieux que les Malades
se transportent à la Source ; les Bouës y
sont toujours plus efficaces. Ce ne seroit que dans une impossibilité réelle
de venir à St. Amand , que je conseillerois ce transport des Bouës.

On pourroit encore , dans des cas
urgens, prendre ces Bouës dans l'hiver : Attendre la belle saison , on s'ex-
poseroit souvent à toute la rigueur du
mal ; il pourroit faire des progrès ausquels il ne seroit plus possible de remédier. Au reste , la rigueur des saisons ne
regarde que les indigens ; un homme riche trouve toujours le moyen de la
corriger.

Il est temps de retirer les Malades
des Bouës. Après qu'ils y ont resté le
temps prescrit , on les fait passer dans
un Bain chaud , uniquement destiné à
leur nettoyer le corps ; on les essuie
ensuite avec des linges chauds. Il convient même qu'ils se couchent dans un
lit bien bassiné , & qu'ils s'y reposent
une heure ou deux.

En général, il suffit de prendre un Bain par jour : la répétition pourroit exciter un trop grand mouvement dans les humeurs, ou causer une retraction douloureuse dans les parties qui y seroient déjà disposées. Les Bains particuliers ou d'une seule partie, peuvent entraîner le même inconvénient, quoiqu'ils ne soient pas si fatiguans pour le Malade.

Mais si la partie est indolente, relâchée, abbreuvée d'humidités, je suis d'avis qu'on la mette deux fois par jour dans les Bouës, le matin depuis dix heures jusqu'à onze heures & demie, & l'après midi, depuis deux heures & demie jusqu'à quatre : ce qui est très-possible dans les beaux jours des mois de Juillet & d'Août.

Je crois qu'il n'est pas nécessaire d'avertir ici que les femmes qui ont leurs menstruës, ne doivent pas se mettre dans les Bouës, que cette évacuation ne soit arrêtée : On sçait qu'en général, tout reméde doit être proscrit dans cet état. Leur parties actives pourroient faire dégénérer cette évacuation en une vrai perte, ou la supprimer brus-

quement ; d'où il pourroit résulter plusieurs accidens fâcheux.

Les femmes enceintes ne doivent
pas non plus faire usage des Bouës, à
moins que ce ne soit pour une jambe
ou un bras : Le bain entier pourroit
leur être funeste.

Avant de finir ce Chapitre, je ne
sçaurois trop louer les Bouës artificiel-
les de Mr. *Morand*. Ce qu'il en dit est
fort curieux, ainsi que des bouës qui se
ramassent sur les pavés des grandes
villes : Elles doivent produire de grands
effets, si on les applique à propos ; les
premieres pour ramollir & résoudre ;
les secondes pour resserrer & fortifier.
Mr. *Morand* en a vu plusieurs succès.
Il suffit d'ailleurs qu'il les conseille pour
que les Chirurgiens cherchent les
occasions d'en faire l'application :
Ils ne sçauroient manquer en suivant
un guide aussi éclairé. Voyez le Mémoire déjà cité.

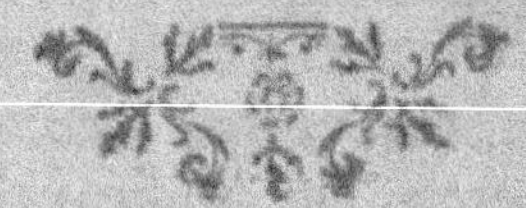

CHAPITRE XVIII.

Où l'on examine s'il convient de donner des remédes pour favoriser l'action des Eaux, ou si l'on doit laisser aux Eaux seules le soin de guérir toutes les Maladies qu'on juge être de leur ressort.

C'Est une chose assurée que toutes les Eaux minérales guérissent une infinité de Maladies sans autre ressource que leur propre vertu, & il y auroit même souvent du danger de troubler leurs effets par d'autres remédes. Aussi voyons-nous que tous les Peuples qui ont le bonheur d'avoir chez eux des Eaux minérales, se vantent d'une infinité de cures extraordinaires, qui, selon eux, avoient résisté à tous les autres remédes de la Médecine. Il est vrai que cela se voit souvent, & qu'elles sont la derniere ressource du sçavoir ou de l'ignorance.

Il faut donc convenir que de telles Maladies sont au moins très-difficiles à guérir : Car tantôt ce sont des jaunisses opiniâtres, tantôt des obstructions ou des Squirrhes très-invétérés; d'autres fois ce sont des Epilepsies, des Coliques néphrétiques, des tremble- mens, &c. les Eaux font des prodi- ges en guérissant radicalement. D'au- tres fois le mal est si enraciné qu'elles ne font que soulager; enfin, il arri- ve qu'elles ne produisent rien du tout. D'où vient donc cette variété, cette inconstance dans leurs effets? De plu- sieurs causes. 1º. De ce que la Mala- die est peut-être au-dessus de toutes les ressources de l'art; dans ce cas, il seroit bien injuste de s'en prendre aux Eaux. 2º. Parce que le remede lui-même n'a point assez de force, d'ac- tivité pour combattre efficacement la Maladie. 3º. Parce que les Chirur- giens & les Médecins n'ont point assez de lumieres pour bien conduire & di- riger leurs Malades. 4º. Parce qu'ils ne connoissent qu'imparfaitement les Eaux minerales & qu'ils n'en ont point assez observé les effets, qu'ils comp- tent trop sur leur efficacité, qu'ils ne sçavent pas les aider par des re- medes convenables, qu'ils veulent, contre toute raison, leur abandonner tout l'ouvrage: Ces Médecins dédai- gnent

gnent tous les autres remédes, avant,
pendant & après leur ufage. Je fçais
qu'il y a des Malades qui peuvent s'en
paffer pour guérir ; mais il y en a
d'autres qui ne guériront jamais fans
leur fecours.

Les Eaux de St. Amand, par éxemple, font très-bien dans les Maladies fcrophuleufes ; elles en ont guéri quelquefois & en ont foulagé beaucoup. Si à ceux qu'elles n'ont que
foulagés, on avoit donné le fondant de
Rotrou, les tablettes de *Kunkel* qui font
principalement faites d'Antimoine ,
la forte décoction de *Guayac*, &c. n'au-
roit-on pas pu finir ce que les Eaux
avoient fi heureufement commencé ?
Ces deux derniers remédes m'ont fouvent réüffi dans les Hôpitaux militaires
de l'Armée. Le fondant de *Rotrou* a
réüffi à d'autres & en a manqué encore
plus , peut-être auroit-il réüffi , fi
les voies lui avoient été préparées par
nos Eaux : Mais on ne connoit point
ces remédes , ou on ne veut pas fe donner la peine de les adminiftrer.

Si les Eaux n'ont pas détruit la Maladie, il n'y a plus rien à faire. Le Sol-

dat est renvoyé au bout de vingt ou vingt-cinq jours; il a fini, comme on dit, ses caravanes : Mais qu'arrive-t-il de là ? la Maladie reprend vigueur, & au bout d'un mois ou deux, le Malade retombe dans son premier état; au lieu que, si on les lui avoit fait continuer, il se seroit trouvé radicalement guéri en sortant de l'Hôpital. Voici une observation à ce sujet.

Le nommé *la Bonté*, Soldat dans le Régiment de Vermandois, Compagnie de Mr. de Portail, avoit la Galle depuis trois mois. Cette maladie avoit prodigieusement pullulé sur tout la surface du corps, principalement sur les cuisses, dont la peau étoit squirrheuse & semblable à celle des Lépreux, fournissant une liqueur rousse fort acre, à en juger par ses effets. Cette Galle lui étoit venue à la suite d'une longue fièvre. Il étoit pâle, foible, bouffi, & avoit le ventre gros & dur. On lui avoit fait plusieurs remédes toujours sans succès. Enfin on prit le parti de l'envoyer dans notre Hôpital, où il fut d'abord purgé : on le mit ensuite à l'usage des Eaux, qu'il continua pendant vingt-

trois jours & prit trois bains feulement.
Les Eaux le purgerent pendant tout
le temps qu'il les prit, & le firent uriner à proportion. Les croutes ga-
leufes tomberent, le ventre fe ramollit, le vifage fe colora, l'embonpoint
fe rétablit ; mais il lui refta encore des
démangeaifons & beaucoup de Galles.

Ne paroit-il pas vraifemblable que,
fi on eut continué les Eaux & les
Bains, & qu'enfuite on y eut ajoûté
les Bouës, on fût venu à bout de guérir radicalement ce Soldat, & ne de-
voit-on pas le faire? Pourquoi le renvoyer pour le faire revenir un mois
après ? ou enfin pourquoi ne lui pas
donner des pommades anti-pforiques?
Il y en a mille formules qui font très-
bien lorfque la caufe interne a été
combattuë, que le fang en eft purifié
& qu'il n'eft plus queftion , comme
dans ce Malade, que d'attaquer le vice
local. Voici un autre éxemple.

Le nommé *St. André*, Soldat du
même Régiment, Compagnie de St.
Simon , avoit une Maladie femblable
au précédent : fa guérifon, par vingt
jours d'ufage de nos Eaux & deux

Bains, fut fort avancée : on le renvoya, de crainte, dit-on, qu'il ne ga-
gnât la fiévre. Cette crainte est ridicule;
quoique cela eut pu arriver, il pouvoit
la contraĉter également dans un autre Hôpital; mais on veut laiſſer un
mal réel pour en éviter un chimérique. On a, dit-on, l'expérience que
cette fiévre peut venir ; que les Eaux
d'ailleurs ne font rien aprés un certain temps : Mais j'ai auſſi l'expérience du contraire. Car 1°. il y a eu
très-peu de Bobelins qui ayent gagné
la fiévre pendant le cours de cette
ſaiſon. Ceux qui l'ont eu, l'ont mé-
ritée par leur intempérance, & elle
n'avoit rien de commun avec nos
remédes ni avec l'air de St. Amand.
Ces fiévres étoient tierces & ſe ter-
minoient fort aiſément. Je ſoûtiens
donc que nos Eaux peuvent être continuées pendant deux mois & plus,
non-ſeulement ſans inconvénient,
mais avec ſuccès, enſorte qu'une Maladie guérie à moitié dans' l'eſpace
d'un mois, peut l'être radicalement
dans deux par la continuation du reméde : il n'y a point de preſcription
pour les remédes lorſqu'ils font du

bien. Aussi le Sçavant *Sydenham*, selon
Mr *James*, étant interrogé par une
Dame d'un tempérament foible &
hystérique, si elle continuëroit long-
temps l'usage du Mars, lui répondit
qu'elle pourroit le continuer trente
ans de suite & recommencer, supposé que sa Maladie continuât. Qu'on
ne vienne donc plus vanter cette prétenduë & funeste expérience ; elle
n'est fondée que sur le préjugé & l'ignorance.

Nos Eaux font de très-bons effets
dans les Jaunisses qui ont pour cause l'obstruction du foie, l'imeabilité du sang
dans la veine-porte : Elles conviennent
sur tout dans celles qui font sympathi-
ques, qui dépendent de quelques irritations spasmodiques. Cependant, si on
ne les aide pas, elles manquent fouvent ces Maladies : Mais, si après avoir
détrempé les humeurs par nos Eaux, on
donne, en continuant toujours leur usage, des pilules composées de Savon d'A-
licant & d'Aloës succotrin, ou faites de
fiel de Bœuf & de racine fraîche d'A-
rum, (1) comme je l'ai éprouvé plu-

____

(1) Boerhaw. recommande ces pilules,

sieurs fois , on guérit beaucoup plus
sûrement & plus promptement. On
doit en agir de même pour les femmes
dont les menstruës sont supprimées , tâ-
cher de bien déterminer la cause de
suppression, & trouver ensuite des remédes qui concourent avec les Eaux à
rétablir cette évacuation. Si la jaunisse
est sympathique, on peut employer le
Sel volatil de Succin, quelquefois l'O-
pium, le Sel sédatif de *Homberg*, les
Pilules de *Starkei*, la Panacée nitreuse,
la Cascarille, &c. suivant les circonstances, & ainsi des autres Maladies qui
sont invétérées ou trop rebelles.

Tous ceux qui ont écrit des différentes Eaux minérales , ont souvent senti
la nécessité de les aider lorsqu'elles sont
insuffisantes. Qu'on lise *Offman* ; *Debers*
sur les Eaux de Spa, & tant d'autres ,
on verra qu'ils sçavoient remédier à
l'insuffisance des Eaux.

Dans les Ulceres de la Vessie ne
donne-t-on pas tous les jours les Eaux
de Spa coupées avec le Lait, le Beaume de Copahù , celui de Canada ou du
Perou ? Combien les Eaux de *Selter* &
de St. Amand n'ont-elles pas fait de

miracles ainfi coupées avec le lait !
Voici comme le Docteur *Cheyne* s'ex-
prime dans fon *Hiftoire de la nature &*
des qualités des Eaux de Bath : Il y a,
dit-il, des perfonnes qui, parce qu'elles
menent une vie frugale & reglée,
croient qu'en buvant fimplement ces
Eaux pendant quelque temps fans prendre aucun autre reméde, ni avant, ni
après, c'en eft affez pour être guéries des
Maladies chroniques dont elles font
affligées : Mais elles apprennent bientôt à leurs dépens, fi leur Maladie n'eft
autre qu'un fimple défaut d'appétit,
qu'on ne doit jamais prendre les
Eaux de *Bath* fans avoir débarraffé
l'Eftomac & les inteftins, de peur que
l'ufage continuel de ces Eaux venant à
délayer les impuretés adhérentes aux
parois des vaiffeaux lactés, ne les obli-
gent à s'infinuer dans le fang. Elles ne
doivent pas non plus attendre à être
guéries de certaines Maladies invétérées fans le fecours des remédes qui
paffent pour fpécifiques dans ces fortes
de cas, & aufquels les Eaux de *Bath* fourniffent un véhicule auffi agréable qu'efficace : Car c'eft être prudent que
d'employer toutes les forces dont on

est capable contre un ennemi aussi puissant & aussi redoutable que l'est une Maladie chronique.

Lorsqu'une vieille cicatrice vient à s'ouvrir, doit-on s'en rapporter aux Eaux pour faire sortir le corps étranger qui s'est mis en mouvement, ou pour fondre les duretés & les callosités ? La main du Chirurgien, les topiques fondans ne doivent-ils pas concourir ? Et doit-on, dans telles circonstances, abandonner le Malade à toute la vertu de nos Eaux ? Enfin, si c'est un Soldat, faut-il le renvoyer dans un autre Hôpital ? Ne vaut-il pas mieux le soulager sur les lieux même ? Est-on assuré que les Médecins & les Chirurgiens des autres Hôpitaux saisiront les vraies indications curatives, comme celui qui a vu tous les progrès de ce nouvel accident & l'effet des Eaux ? D'ailleurs, si la plaie se cicatrice de nouveau, comme cela arrive quelquefois assez promptement, lorsque la cause qui l'avoit fait naître est détruite, le Soldat sera à porté de reprendre l'usage des Bains, des Eaux & des Bouës ; de continuer même les Eaux : Car une

plaie n'empêche point leur usage. Il
est même facile de prouver qu'en ob-
servant cette conduite, les intérêts du
Monarque n'en souffrent point, & que
l'Entrepreneur & le Soldat y trouvent
leur compte.

CHAPITRE XIX.

*Dans lequel on examine si l'air est plus
malfaisant dans l'enceinte de Bouillon,
que dans le Village voisin.*

NOus répéterons ici que nos Fontaines sont situées dans un terrein un peu marécageux, entre un
bois & la cense ou le village de la
Croisette, qui est éloignée de la Fontaine d'un petit demi-quart de lieuë.

Le terrein où sont situées les Sources minérales, est un peu plus élevé
que le village ; il se trouve sur la même
ligne: Son enceinte est bornée par
de grands fossés remplis d'une eau
claire qui coule toujours dans le voisinage des Bouës ; il y a de petits fossés qui servent à porter au loin les
eaux inutiles.

Les terres font graffes, brûlent lorfqu'elles font defféchées. On y trouve
de l'argile, de la marne; à une certaine profondeur un fable mouvant
très-délié : Enfin, les Sources minérales & les Bouës.

Le fol du village eft à-peu-près le
même. Il y a des foffés qui reçoivent une partie des Eaux qui s'écou-
lent des Sources minérales & qui tariffent ou fe defféchent dans l'Eté :
On y trouve des efpeces de mares où
l'eau croupit

Tous les corps tranfpirent continuellement une infinité de particules qui
ont la même propriété que le tout
dont elles fe font détachées. Ces particules fe répandent ou nagent dans
l'Athmofphére, & la rendent plus ou
moins falubre ou infalubre.

Si ces particules ont quelques qualités nuifibles, elles nous les communiquent bientôt, parce que l'air qui
leur fert de véhicule, les porte dans
nos corps, où elles caufent toutes
fortes de ravages conformément à leur
nature pernicieufe.

Mais peut-on dire, comme quelques ignorans, que l'air du voisinage des Fontaines est malfaisant. . . . D'où viennent les atomes meurtriers ? Nous ne connoissons rien dans le terrein qui puisse les fournir ; les Bouës à la vérité éxhalent une odeur qui n'est pas gracieuse pour toutes sortes d'odorats : Ce qu'il y a de certain pourtant, c'est que ce qui s'éleve des Bouës, est la même chose que ce qui est si salutaire à ceux qui s'y plongent. Si les particules qui sortent des Bouës pour se perdre dans l'air, étoient pernicieuses, elles devroient causer de furieux accidens à ceux qui y restent plongés deux ou trois heures : mais on sçait que les Malades s'en trouvent bien ; elles ne portent pas même à la tête, du moins je n'ai entendu personne qui s'en soit plaint.

Les Eaux minérales ne doivent pas plus être soupçonnées de répandre dans l'air des éxhalaisons malignes ; il seroit ridicule de l'avancer.

Les différentes terres dont nous avons parlé, n'ont rien de contraire à la santé : On pourroit même prescrire l'argile & la marne dans certaines Maladies, sans craindre qu'elles portassent coup à la machine. Il ne reste donc plus aux adversaires de l'air qu'on respire dans l'enceinte de Bouillon, que les vapeurs humides qui s'élevent des fossés : Mais ces vapeurs ne sortent point d'un marais fangeux ; ce n'est point le Nil débordé qui laisse sur la surface de la terre, lorsqu'il rentre dans son lit, un limon qui se putréfie & qui corrompt l'Athmosphére : il s'en faut de beaucoup d'ailleurs, que la chaleur de ces climats approche de celle de l'Egypte. Encore une fois, c'est une Eau claire que les chaleurs de la Canicule ne sçauroient épuiser. Celle que le soleil fait élever dans l'air pourroit tout au plus disposer les corps à quelques Maladies chroniques; il faudroit même pour cela habiter long-temps le pays & dans des saisons fâcheuses : nous ne voyons pas cependant que ceux qui y demeurent toute l'année, y soient exposés; ils sont d'une bonne santé & se mocquent de ceux qui se forment de tels préjugés. En effet, ces Messieurs n'ont aucunes raisons valables à alléguer; ils seroient même fort

embarrassés

embarraffés de dire pourquoi l'air du
village eft meilleur: c'eft une opinion
qu'ils n'ont pas mieux établie que l'autre. Pour moi je penfe que ces deux
airs font femblables; la proximité des
endroits, la nature du terrein, la
viciffitude des faifons qui influent
fur l'un comme fur l'autre, la chaleur, le froid, les différens vents ne
fe font jamais appercevoir à Bouillon,
que ceux qui habitent le village ne
les fentent en même temps, & c'eft
ce que j'ai vérifié avec le Thermométre & le Barométre: les hommes valétudinaires le vérifient encore mieux.

Cependant j'obferverai que les foffés du village fe tariffent dans les grandes chaleurs, que l'eau croupit & fe
corrompt dans les marres; ce qui
peut très-bien caufer des Maladies à
ceux qui en font voifins. Je ne me
fuis pas néanmoins apperçu que les
Maladies y ayent regné; mais cela
fait toujours voir que la chofe peut
arriver, que le même inconvénient
n'a pas lieu à Bouillon & que c'eft
une ignorance groffiere ou une ma-
lice noire de répandre dans le public

T

que l'air est mal-sain dans ce dernier
endroit plutôt qu'à la Croisette. Le
public ne doit point écouter des hommes dominés par un vil intérêt; il
peut donner la préference à l'hôtel-
lerie où il se trouvera le plus com-
modément, sans craindre les qualités
de l'air, qui, toutes réflexions faites,
me paroissent égales dans cette con-
trée.

CHAPITRE XX.

Des Observations.

OBSERVATION PREMIERE.

*A*Ntoine *Noël*, du Régiment Dauphin-étranger, Compagnie de *Granville*, âgé d'environ 26. ans, d'un tempérament sanguin, avoit une Sciatique des plus considérable.

Cette Maladie commença pour la premiere fois dans un détachement qu'il fit pour escorter un convoi qu'on envoyoit à *Berg-op-zoom* par un temps froid & pluvieux.

Mais comme cette Maladie devint rebelle aux Remédes, les Chirurgiens qu'il consulta furent d'avis de le faire passer par le grand Reméde. Il en supporta la torture sans aucun succès : au contraire, son mal n'en fut que plus insupportable ; la douleur s'étendit depuis la hanche jusqu'au pied, suivant la progression du nerf sciatique. La jambe & la cuisse tomberent dans l'atrophie, les fléchisseurs de la jambe se

raccourcirent & tenoient cette partie
à moitié fléchie, sans qu'il fut posfi-
ble au Malade de l'étendre : La douleur étoit fi vive qu'il ne pouvoit fe
foûtenir. Au refte ce Malade étoit d'u-
ne grande foibleffe, maigre & fans vigueur, ne connoiffant prefque plus les
douceurs du fommeil.

Il fut purgé le lendemain de fon
arrivée, & on lui prefcrivit de petites
dofes d'Eau minérale; mais leur ufage
fut bien-tôt interrompu par une fiévre
catharrale qui furvint. On détruifit cet
accident par des remédes convenables,
& on le remit à l'ufage des Eaux. Il
en fut legerement purgé, mais elles le
firent copieufement uriner. Les forces
fe rétablirent un peu dans l'efpace de
huit jours & les douleurs s'affoiblirent.
Alors en continuant toujours de boire, on lui permit les demi-Bains, lefquels, faifant tout l'effet qu'on defi-
roit, furent continués pendant un
mois, & les Eaux vingt jours feulement. Dans cet efpace, la jambe
s'allongea, les douleurs cefferent, la
partie fouffrante & tout le corps reprit des forces & de l'embonpoint ;

ensorte que ce Malade a été parfaitement guéri.

Les Bouës qu'on lui avoit conseil-
lées, lui firent du mal en réveillant ces
douleurs & en roidissant la partie, de
maniere qu'il fut obligé de les abandonner.

OBSERVATION
II.

Jean - Baptiste Beneton, Soldat au
Régiment d'Auvergne, Compagnie
de *Mascaron*, s'étant endormi dans
une prairie pendant la nuit, fut attaqué à son réveil d'engourdissement
& de douleurs vagues dans presque
toutes les parties de son corps. Bientôt ces douleurs se firent sentir avec
plus de vivacité, & prirent le caractére de Rhumatisme. Le Malade les
sentit sur tout dans les muscles de l'Abdomen, où l'on sentoit des duretés cir-
conscrites dans plusieurs endroits de
leur étenduë fort douloureuses. Il souffroit beaucoup dans les reins & dans
la région de la Vessie : Les urines pas-
soient difficilement & toujours avec
douleur, quoiqu'elles eussent, pour

être naturelles, toutes les qualités que demande *Bellini*.

Tel étoit ce Malade depuis huit mois lorsqu'il arriva aux Eaux de St. Amand: Mais l'usage de ces Eaux, continué pendant 20 jours, & dix Bains, ont dissipé les duretés des muscles épigastriques, fait couler les urines & enleve les douleurs de tout le corps.

OBSERVATION III.

St. Romain, Soldat dans le Régiment d'Anguien, Compagnie de *Migrais*, avoit, depuis un an, une douleur Rhumatique dans le pied gauche, dont il étoit fort incommodé. Il a bu les Eaux pendant quinze jours, a mis son pied dans les Bains & dans les Boues ; ce qui l'a guéri, à peu de chose près.

OBSERVATION IV.

Perrin, Cavalier dans le Régiment d'Orleans, Compagnie de *Villac*, âgé d'environ quarante-cinq ans, d'un tempérament sanguin, fort &

robufte , étoit affecté , depuis trois
ans , d'une douleur rhumatique dans la
cuiffe droite , quelquefois fi violente
qu'elle jettoit cette partie dans une
efpéce d'immobilité : Il reffentoit une
femblable douleur dans la région des
reins.

Lorfque la douleur augmentoit dans
la cuiffe , il fe faifoit une tumeur dans
la partie fupérieure · externe de cet
organe.

Après les préparations ordinaires, je
veux dire la faignée & la purgation , on
le mit à l'ufage des Eaux , qui , d'abord
le firent uriner & le purgerent affez copieufement : Le foulagement fuivit de
près. Les Bains d'Eau furtout , lui firent beaucoup de bien ; mais les Bouës
ne manquoient jamais de renouveller
fes douleurs , qui enfuite étoient
calmées par les Bains. Cependant ,
dans le cours de vingt – trois jours
que ce Cavalier a demeuré dans notre
Hôpital , la douleur des Reins a été
détruite , le gonflement de la Cuiffe
diffipé & le Rhumatifme anéanti ; mais
il commençoit à fe faire fentir dans
la Cuiffe oppofée ; ce qui femble prou-

ver que l'acre rhumatique n'a pas été
totalement détruit.

OBSERVATION

V.

Le nommé de *Lille*, Soldat au Régiment de Vermandois, Compagnie *de la Combe*, ressentoit, depuis le siège de *Berg-op-zoom*, des douleurs dans presque toute la surface du corps, mais principalement depuis le coude du pied gauche jusqu'au pli de la cuisse & de l'aisselle du même côté : Il avoit souvent le pied & la jambe froids & endormis, il ne pouvoit marcher qu'appuyé sur un Baton, le moindre fauxpas étoit suivi d'une douleur vive ; enfin, depuis quinze jours, il avoit une forte tension dans les muscles gemeaux ; la moindre chaleur y causoit beaucoup de douleurs.

Il a bu les Eaux sans succès l'espace de vingt jours. Les Bains l'ont un peu soulagé. Les Bouës, dans lesquelles il s'est plongé quatre fois, ont ranimé ses douleurs. Il a sorti de l'hôpital, après y avoir resté cinq semaines, fort mécontent d'y avoir entré.

Je pourrois citer plufieurs cas femblables à celui-ci, où les Bouës n'ont fait
qu'aggraver le mal. Il faut plus de con-
noiffance & avoir plus obfervé qu'on
ne s'imagine, pour pouvoir les indiquer à propos.

OBSERVATION

VI.

Le nommé *Sans-quartier*, Soldat du
Régiment de Champagne, Compagnie-
Lieutenante, âgé de vingt ans, d'une
foible compléxion, débile, languif-
fant; peu d'appétit & fouffrant confidérablement d'un rhumatifme depuis
la région lombaire jufqu'au pied du
côté droit, qui l'empêchoit de marcher
fans fecours.

Après avoir préparé ce Malade par
une médecine douce, on lui fit prendre les Eaux coupées avec moitié lait;
mais fon intempérance fut caufe que ce
mélange lui donna le dévoiment. On
détruifit ce petit accident; le Malade
reprit l'ufage des Eaux avec le lait,
& le parti de vivre de régime. De
cette maniere, le lait paffa tout au
mieux, enforte qu'au bout de vingt

jours, ses forces se rétablirent avec son embonpoint, les douleurs disparurent & le malade sortit parfaitement rétabli.

OBSERVATION VII.

La Sabies, Soldat dans le Régiment Royal-Corse, Compagnie de *Cornana*, vint à notre Hôpital avec des douleurs de Rhumatisme dans le bras, la cuisse & la jambe droite, ainsi que dans la région des reins, depuis près de trois mois : outre cela, il avoit la Galle.

Il fut saigné & purgé, prit les Eaux pendant vingt jours & fut mis six fois dans les Bains : Son Rhumatisme à presque été totalement détruit, la Galle radicalement guérie.

Sans-quartier, du Régiment de Vermandois, Compagnie de *Remont*, & la *Feuillade*, du même Régiment, Compagnie de *Moragne*, étoient couvert d'une Galle qui avoit résisté à une infinité de remédes, même au Soufre dont ils avoient fait usage. Le premier avoit plusieurs clous qui suppuroient dans différens endroits.

Ces deux Malades prirent les Eaux & les Bains pendant vingt-cinq jours. La peau s'est nettoyée & adoucie; les clouds se sont desséchés : Les Malades ont repris de la vigueur avec leur embonpoint, quoiqu'ils n'ayent pas été radicalement guéris. Je ne doute pas néanmoins qu'ils ne l'eussent été, si on leur avoit ordonné de prendre les Bains de Bouës, où ils auroient été exposés à l'action immédiate du Soufre & du sulfureux volatil, qui doit encore jouer ici le principal rolle. C'est une chose à laquelle on doit donner une grande attention dans le traitement des Maladies cutannées : Mr. *Mignot* a déjà observé que les Bouës étoient très-efficaces dans ces Maladies, quoiqu'il en connut peu la raison.

L'observation suivante est une preuve de ce que je viens de dire du bon effet des Bouës, quoique cette observation n'aît pas la Galle pour objet.

OBSERVATION

VIII.

L'Espérance, Cavalier dans le Régiment de Conti, Compagnie de *Meu-*

lant, avoit reçu autrefois un coup de sabre sur la partie externe de l'articulation du bras avec l'avant-bras; l'os & la capsule avoient été interessés : il fut même suivi de quelques accidens occasionnés par la présence d'une esquille d'os qui piquoit la capsule. Lorsque le Chirurgien eût ôté ce corps étranger, la plaie guérit fort promptement; mais le mouvement de fléxion resta géné: il sentoit des douleurs à cette partie dans les variations de l'Athmosphére. Enfin, un an après cette blessure, il survint dans le lieu de la cicatrice une dartre fort considérable & qui résista à tous les remédes des Chirurgiens: Elle étoit rouge, enflammée & fournissoit une liqueur ichorreuse.

Tel étoit son état lorsqu'il arriva à St. Amand. Il fut saigné deux fois & purgé avec le *Sel anglican*; ensuite on le mit à l'usage des Eaux, puis des Bains: le soir, je lui faisois appliquer sur sa dartre le cerat de *Galien* en forme d'emplâtre, afin de diminuer la rigidité de la peau. Ces remédes l'adoucirent, le mouvement même de l'articulation

en

en devint plus libre, la dartre fe def-
fécha & la rougeur de la peau commençoit à fe diffiper, lorfque tout à
coup elle fe tuméfia de nouveau; ce
qui m'engagea à le faire paffer des
Bains d'Eau à ceux de Bouës, dans
lefquels il plongea fon bras pendant
douze jours confécutifs, fçavoir une
heure dans les Bains d'Eau le matin,
& une heure dans les Bouës vers midi ou deux heures. Par ce moyen,
il a été parfaitement guéri dans qua-
rante-trois jours.

J'obferverai encore ici que nos Eaux
& nos Bouës font fingulierement propres à combattre l'humeur dartreufe;
Parmi un grand nombre que j'ai vu
guérir ou foulager, je ne ferai mention
que d'une Dame Religieufe du Quefnoy
de l'Ordre de *St. Auguftin.*

Cette *Religieufe*, âgée d'environ
trente-fix ans, étoit affligée d'une
dartre vive qui lui couvroit tout le
corps; le vifage n'en étoit pas éxempt,
enforte qu'elle étoit hideufe à voir.
Les bras & les mains étoient rouges,
gonflés, la peau dure, âpre & comme
ridée: Au refte, fa fanté étoit bonne,

V

le sommeil & l'appétit paffables, & les évacuations de chaque mois fe faifoient régulierement chez elle.

Les Eaux & les Bains qu'elle pri^t dans le cours d'un mois, firent tout ce qu'on pouvoit en attendre de plus heureux. Ils adoucirent tellement fon fang, que les dartres du vifage tomberent infenfiblement par écailles ; ce qui arriva de même dans toutes les autres parties. La peau s'adoucit, les rides s'effacerent ; en un mot, elle fut prefque entiérement guérie de cette premiere tentative.

Alors elle fut fe repofer chez une de fes Tantes pendant trois femaines, & revint vers la fin du mois d'Août reprendre un remède dont elle avoit tout lieu de fe louer. Ses efpérances & fes peines furent bien récompenfées ; car elle fut radicalement guérie : Au moins elle me parut telle, lorfqu'elle partit pour retourner à fon couvent.

OBSERVATION

IX.

La Guerre, Soldat dans le Régiment Royal-Corfe, Compagnie de *Baltafai-*

ne, reçut autrefois à la Bataille de Plaisance, un coup de feu dans la jambe droite, dont il fut très-bien guéri ; mais il lui survint peu de tems après, une dartre assés considérable. Les Chirurgiens qui le traiterent, firent & ont fait depuis ce temps des tentatives inutiles pour la détruire. La Dartre a fait de nouveaux progrès, la Jambe s'est tuméfiée, la peau est devenuë livide, squirrheuse & ulcerée dans plusieurs endroits. Dans cet état, un Chirurgien appliqua un Cautere sur cette même Jambe, mais toujours sans succès.

Ce Soldat fut préparé à l'usage de nos Eaux : Je fis ôter le pois qui entretenoit le Cautere, & je fis panser la plaie & toute la Jambe avec un mêlange d'Onguent néapolitain & de Cerat de *Galien*. Ce Reméde, joint aux Eaux & aux Bains, fit tout le bien qu'on en attendoit ; je veux dire que la peau reprit sa souplesse, les croutes dartreuses tomberent, ce qui suppuroit se dessécha ; en un mot, dans l'espace d'un mois, cette jambe redevint dans son état naturel, à un fond de lividité près, qui, je crois, restera toute la vie.

V 2

L'Onguent néapolitain dont je me
sers ordinairement, est composé de
cire vierge fonduë dans l'huile d'aman-
des douces par expression : je verse
doucement ce mêlange dans un mortier de marbre sur du Mercure revi-
vifié au Cinnabre, je remuë avec le
pilon & continuë de remuer jusqu'à
ce que le Mercure soit parfaitement
divisé ; alors je lave cet Onguent plusieurs fois dans l'eau froide.

De cette maniere j'ai une pommade qui ne se rancit point, qui ne cause
ni inflammation, ni demangeaison à la
peau, comme l'Onguent ordinaire.
Au contraire, elle l'adoucit & ne communique aucune mauvaise odeur à la
personne qui en fait usage.

Il faut observer de ne pas faire
bouillir l'Huile en faisant fondre la
cire ; le feu donneroit de l'acrimonie
à cette Huile & la rendroit irritante.
Le Mercure éteint dans le Beurre de
Cacao, fait encore une pommade très-
adoucissante ; mais ce Beurre est rare
& fort cher.

OBSERVATION
X.

Nicolas le Grand, Soldat dans le Régiment de la Tour-du-Pin, Compagnie de Mr. le Chevalier du *Halgouët*, avoit tombé de fort haut sur les côtes; il en eut deux de caſſées, ainſi que les calus le prouvent. Cette chute qui fut des plus violente, occaſionna auſſi un dérangement dans les vertébres du dos; les apophiſes épineuſes de la 9e. & 10e. en comptant de haut en bas, étoient fort ſaillantes : le corps un peu courbé en devant, ſuite du dérangement des vertébres.

Cette chute fut ſuivie de pluſieurs accidens qui furent ſagement combattus; mais il lui reſta une douleur vive dans le dos & dans le côté de la poitrine, qui engagea les Chirurgiens à l'envoyer aux Eaux de Bourbonne pour y recevoir les Bains & les Douches. Pendant le temps qu'il en faiſoit uſage, il lui prit un crachement de ſang, qui fit tout ſuſpendre.

Deux mois après sa sortie de Bourbonne, il devint paralytique des deux extrémités inférieures.

Dans cet état, il fut envoyé à l'Hôpital de St. Amand, où d'abord on le mit à l'usage des Bains, dans l'intention d'adoucir ses douleurs. Il en reçut un soulagement considérable : on les répéta souvent. Ensuite on le faisoit porter tous les jours dans les Boues & on l'y plongeoit jusqu'au col. Peu de temps après qu'il y étoit, il sentoit des fourmillemens dans les jambes & les cuisses, des élancemens & quelquefois des secousses qui lui élevoient les jambes involontairement.

Il n'eut pas pris cinq fois les Boues, qu'il commença à fléchir & à étendre les orteils ; puis, lorsqu'il étoit dans son lit, il levoit les jambes : peu-à-peu elles acquirent plus de force, & tout son corps se fortifia au point qu'il pouvoit se soûtenir & marcher dans l'Hôpital, en s'appuyant toutefois sur les lits voisins.

La joie qu'il ressentoit de son prochain rétablissement, l'engagea dans une partie de plaisir. Il se fit porter

à St. Amand par ses camarades ; il s'y
enyvra tellement que la fiévre le prit.
On le fit passer à l'Hôpital de Valenciennes pour y être traité de cet
accident.

La saison des vendanges étant ve-
nuë, on l'envoya de Valenciennes à
Rheims pour y reçevoir le marc de
raisin. Je l'ai vu à Lille en Flandre
depuis son retour, il m'a paru parfaitement guéri de sa Paralysie , quoi
que le dérangement des vertébres sub-
siste toujours.

Il est clair que la gloire de cette
cure est duë à nos Eaux. Car , si ce
Malade n'eut pas gagné la fiévre par
son intempérance , les Bouës auroient
achevé ce qu'elles avoient si heureu-
sement commencé. Elles avoient déjà
ouvert au suc nerveux les conduits
qu'il doit parcourir pour donner la vie
& le mouvement ; il n'étoit plus question que de fortifier la puissance motrice. Tout ce que j'ai dit des Bouës
prouve jusqu'à quel point elles ont
cette propriété.

Le marc de raisin auroit été insuffi-
sant , même dangereux , si on y avoit

mis le malade dès le commencement; il n'auroit fait qu'augmenter la tension & la douleur. Le marc qui fermente, s'échauffe prodigieusement & communique cette chaleur à nos corps : le *Gas-Silvestre* qui s'en dégage & qui s'introduit par tout, contribuë beaucoup à l'agitation des fluides animés en excitant les oscillations des solides. De là vient la grande accélération du pouls, la rougeur de tout le corps, la sueur excessive de ceux qui font exposés à son action, &c.

J'ai vu un homme à St. Amand qui avoit tout le corps fléchi en devant & qui ne pouvoit marcher qu'avec le secours de deux béquilles : il étoit dans cet état depuis deux ans, & cette Maladie étoit la fuite d'un Rhumatisme qu'il avoit eu autrefois dans les muscles quarrés des lombes sacro-lombaires & dorsaux.

Mais il ne souffroit plus dans ces parties lorsqu'il étoit tranquille sur sa chaise, à moins qu'il ne voulût essayer de se redresser le corps : alors il sentoit des douleurs qui le remettoient bien vite dans son état de fléxion.

Mr. le *Marquis de Collincourt*, (1) à qui ce Malade faisoit l'histoire de sa Maladie, lui conseilla de se mettre tout le corps dans les feuilles d'Aulne, lui assurant qu'il en avoit vu de bons effets. Cet homme qui ne cherchoit qu'à guérir, en envoya chercher deux grands sacs : Ces feuilles entassées dans ces sacs, s'échaufferent beaucoup pendant la nuit. Le lendemain il se fit envelopper tout le corps avec ces feuilles, & bientôt il en sentit les effets : son corps devint rouge comme de l'écarlate, le feu lui sortoit des yeux ; il eut une sueur si excessive que tout en fut pénétré. Il en sortit au bout de deux heures pour passer dans un lit bien chaud ; mais j'observerai qu'en sortant de cet espèce de Bain, son corps s'étoit redressé & le Malade marchoit sans aucun secours.

Le jour suivant, il se remit dans de nouvelles feuilles qui lui firent le même effet ; ensorte que, sans rien dire à personne, même sans remercier son bien-

----

(1) Mr. le *Marquis de Collincourt* faisoit usage des Eaux de St. Amand.

faicteur, il partit le troisiéme jour dans un fort bon état, & laissa ses béquilles pour la dépense qu'il avoit faite.

OBSERVATION

XI.

La *Terreur*, jeune & vigoureux, actuellement dans le Régiment des Grenadiers de France, Compagnie de *Senegra*, portoit, il y a trois ans, pendant une longue marche, une tente mouillée, par conséquent fort péfante, sur l'épaule gauche; ce qui lui causa une vive douleur dans cette partie, qui dégénéra ensuite dans un simple engourdissement : Mais à l'attaque des retranchemens de l'*Assieta* en 1747, il reçut un coup de pierre sur la même épaule qui lui fit une forte contusion. Cette contusion fut dissipée par les remédes convenables, mais le bras perdit insensiblement son mouvement ; la main devint froide, livide & engourdie, le bras un peu douloureux, principalement dans son articulation avec l'omoplate.

Il fut saigné & purgé en arrivant à St. Amand : On le mit ensuite à l'usage des Eaux, qui le purgerent & le firent uriner. Pendant cet usage, on s'avisa mal à propos de lui ordonner les Bouës, mais elles réveillerent ses douleurs. Pour les calmer, je fis froter le bras & l'épaule avec un mélange de Baume tranquille & d'Onguent d'*Althæa*, ce qui réüssit.

On abandonna donc les Bouës pour prendre les Bains d'Eau. Ceux-ci soulagerent le Malade ; l'avant bras un peu fléchi s'allongea, les doigts & tout le bras commencerent à se mouvoir. Après ce relâchement, on revint aux Bouës, toutefois sans abandonner les Bains.

Ces Remédes ainsi combinés, produisirent un effet si heureux, que ce Grenadier recouvra les forces & le mouvement de son Bras dans vingt-deux jours, pendant lequel temps il a bu les Eaux, a pris douze Bains d'Eau & huit de Bouës.

OBSERVATION

XII.

Sans-Chagrin, Soldat au Régiment de Vermandois, Compagnie d'*Auma-*

le, fut blessé à la Bataille de *Lauffelt*, d'un coup de feu dans la Jambe droite. La balle perça les Muscles gemeaux de la partie postérieure à l'interne. Les Chirurgiens furent obligés de faire de grandes dilatations, attendu qu'il survint des accidens qui éxigerent ces opérations. Les cicatrices qui en ont résultées, étoient dures & fort étenduës, de maniere qu'elles comprimoient & bridoient les parties qui sont au-dessous ; ce qui causoit de la douleur au Malade & une grande roideur dans cette Jambe, beaucoup de difficulté dans la progression, sur tout dans les changemens de temps.

Joseph *Boucau*, Cavalier dans le Régiment de Saluce, Compagnie de *Flogny*, avoit une douleur continuelle dans la Cuisse, suite d'un coup de feu dans les fléchisseurs de la Jambe. Les changemens de temps le faisoient beaucoup souffrir.

Ces deux malades ont été parfaitement guéris par le seul usage des Bains d'Eau & de Bouës qu'ils ont pris pendant un mois : leur guérison est confirmée non seulement par le bon état

des

des parties, mais encore en ce que le
mauvais temps qui a fubfifté & varié
plufieurs fois dans les derniers jours
qu'ils ont refté à l'Hôpital, ne s'eft
point fait fentir à ces Soldats, comme
cela arrivoit autrefois.

OBSERVATION
XIII.

Le nommé *Pierre Court*, Laboureur,
demeurant à Mortier en Picardie,
étoit fujet depuis douze ans à de fréquentes attaques de Colique. Les douleurs fe faifoient principalement fentir dans la partie concave du foie;
elles étoient accompagnées de nau-
fées, de hoquets & de vomiffemens.
Ptifanne, Bouillon, tout étoit revomi
dans un inftant. Rien ne paffoit par
les inteftins tant que l'accès duroit;
quelquefois la fiévre fe mettoit de la
partie: le cours des urines n'a jamais
été troublé.

L'accès fini, le Malade fe trouvoit
affez bien; mais la bouche prefque
toujours amere, peu d'appétit, le teint
jaune & plombé, le ventre pareffeux,
les excrémens durs & blanchâtres.

X

Les Médecins que cet homme consulta dans son pays, lui ordonnerent
différens remédes qui ne firent que
pallier son mal. Enfin, ayant oui parler avec éloge des Eaux de St. A-
mand, il prit le parti de s'y rendre.
Il prenoit ces Eaux depuis huit jours,
lorsqu'il fut attaqué d'une violente Colique avec beaucoup de fiévre. On me
fit appeller alors pour la premiere fois.
Je le trouvai dans de grandes souffran-
ces. Le ventre étoit tendu : lorsqu'on
appuyoit vers le bord du grand Lobe
du foie, on sentoit un peu de résistance & le Malade souffroit une vive douleur. Au reste, il avoit des envies de
vomir presque continuelles.

Je lui fis faire deux fortes Saignées
dans l'espace de deux heures, & je
lui ordonnai un lavement émollient.

Ces deux Saignées brusquement faites, firent tomber la fiévre ; le ventre
se relâcha, & d'une extrême agitation, le Malade passa tout-à-coup dans
une grande tranquillité. Dans cet état
le lavement fut donné, & aussi-tôt il lui
prit une forte envie d'aller à la selle.
Il sentit quelque chose de dur qui lui

cauſoit quelques douleurs au fonde-
ment : en examinant ce qu'il avoit
rendu, il apperçut une pierre irrégu-
liere, groſſe comme une féve de marais.

Le lendemain il reprit l'uſage des
Eaux ; il ſentit quelques douleurs dans
le ventre ; il fut pluſieurs fois à la ſelle &
rendit treize Pierres de différentes
groſſeurs & figures : enfin en continuant toujours les Eaux, ou plutôt
pendant ſix ſemaines qu'il les prit, il
en rendit ſoixante ou quatre-vingt,
mais moins groſſes que la premiere.

Ces Pierres étoient jaunes, polies
& luiſantes, quoi qu'irréguliéres dans
leur figure ; legeres au point de nager
ſur l'eau.

Ce Malade ſe conduiſoit à ſa fan-
taiſie pour le régime ; il buvoit l'Eau
de la petite Source par préférence, &
en buvoit neuf Gobelets par jour. In-
ſenſiblement ſon teint s'eſt éclairci,
l'amertume de la ſalive s'eſt diſſipée,
& ſon appétit eſt revenu ; le ventre
s'eſt réglé & les matieres fécales ont
paru teintes en jaune ; enſorte qu'il

étoit dans un fort bon état lorsqu'il est parti pour retourner chez lui.

Ce n'est pas seulement dans cette espéce de Colique que ces Eaux conviennent. Elles sont admirables dans celles qui dépendent d'une Bile âcre ou trop éxaltée. Elles sont sur-tout très-vantées pour prévenir celle qu'on nomme du Poitou, ou des Peintres; & pour détruire les restes fâcheux de cette funeste Maladie. Telles sont les douleurs de ventre, les engourdissemens, les spasmes & autres accidens. Mr. *Herroguelle* (1) en donne un bel éxemple dans la personne de *Dom More*, autrefois Religieux de l'Abbaye de St. Amand.

Mignot assure aussi page 45. qu'il a vu guérir des Coliques convulsives à des hypocondriaques & à des femmes sujettes aux affections hystériques, par l'usage de nos Eaux.

Brassart s'explique en ces termes : " Un Frere lai, dit-il, de l'Abbaye de „ Vaucelle, travaillé de la Colique de

____

(1) Voyez l'Etablissement des Font. de St. Amand. pag. 14.

Poitou, aiant les jambes pleines de "
taches scorbutiques dont il avoit été "
long-temps perclus, en a été gueri "
par la vertu de nos Eaux qu'il a pri- "
ses pendant vingt jours. *Braffart*, "
page 30. ,,

Mr. *Briffeau* affure dans la lettre
qu'il écrivoit à Mr. *Fagon*, premier Médecin du Roy, qu'elles conviennent
dans les Jauniffes, les Coliques obfti-
nées, les Migraines, les Vertiges,
&c

Depuis ces Médecins, on a fouvent
vu ces fortes de guérifons à nôtre
Fontaine minérale. J'ai vu un Gentilhomme de ces cantons, qui reffentoit
une douleur dans l'un des Bras, accompagnée d'engourdiffement & de
contractions involontaires dans les mufcles fléchiffeurs des doigts, fuites d'u-
ne Colique de Poitou qu'il avoit euë il
y avoit environ un mois & demi : J'ai
été témoin que l'ufage des Eaux, des
Bains & des Bouës l'ont guéri de cet
accident. Enfin, pour donner plus de
poids à ce que j'avance ici, je citerai
encore Mr. *Morand*, qui, dans l'ex-
cellent Ouvrage dont j'ai déja parlé,

X 3

leur reconnoît cette propriété. *Voyez
la page 9.*

Ceux qui font affectés de Coliques
néphrétiques, trouvent de même un
foulagement très-prompt dans l'ufage
de nos Eaux. Leur propriété eft fi con-
nuë dans cette maladie, que ceux du
Pays qui en font attaqués, s'y rendent
fans fe donner la peine de confulter
leurs Medecins.

OBSERVATION
XIV.

Une Dame âgée de vingt-huit ans,
fanguine, vive & de beaucoup d'embonpoint, étoit fujette à des crampes
dans les Jambes & à des douleurs violentes dans le bas-ventre, toutes les
fois que fes régles vouloient paroître :
ces accidens ceffoient fitôt que le fang
avoit coulé pendant quelques heures.

Cette Dame, fuivant mon confeil,
a pris les Eaux & les Bains : les Eaux
l'ont purgée affez fréquemment ; elle
les a continuées dix-huit jours fans nulle interruption, & s'eft mife huit fois
dans le Bain. Au bout de ce temps,

ses régles ont paru & n'ont été annon-
cées que par des douleurs fort legeres & sans qu'il y ait eu de crampe.

Cette évacuation m'a obligé de faire
suspendre les remédes, mais je lui ai
conseillé d'en reprendre l'usage dans
une autre saison; car il y a tout lieu
de présumer que ces Eaux, vu ce quel-
les ont produit dans cette premiere
tentative, détruiront totalement les
avant-coureurs fâcheux d'une évacuation, qui, sans cet inconvénient, seroit la source de la santé de cette
Dame.

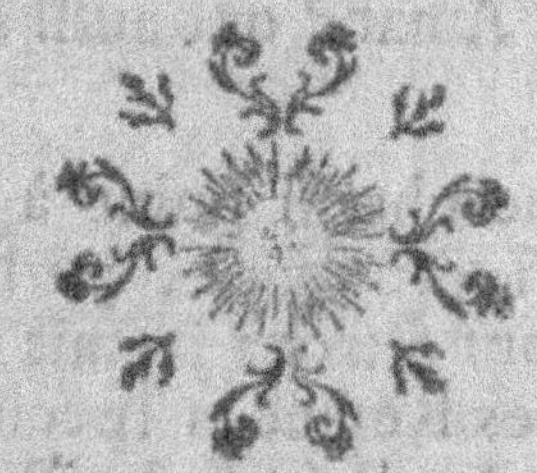

CHAPITRE XXI.

Vertu des Eaux de St. Amand contre le Vice vénérien, confirmée par des Observations.

CE que les Auteurs ont écrit des vertus de nos Eaux contre le Vice vénérien, doit paroître bien singulier, puisque jusqu'à présent on ne connoît que le Mercure & les Bois sudorifiques pour les destructeurs de ce Vice. Cependant, si on en croit les observations de *Mignot*, de *Pithois* & de *Brassart*, les Eaux & les Bouës minérales de St. Amand ont aussi cette propriété.

Je ne chercherai point à expliquer un effet si étonnant, persuadé que nous ne connoîtrons jamais la maniere d'agir des Remédes spécifiques. Le Mercure & les Bois sudorifiques guérissent de la Vérole, mais comment le font-il? c'est ce que l'on ignore parfaitement. Ceux qui ont tenté une telle explication, n'ont fait que des tentaves vaines & ridicules, où ils n'ont fait voir que le vuide de leur efprit & le déréglement de leur imagination.

Je me renfermerai donc ici dans les bornes de ma fphére, &, fans m'abandonner à la fureur d'imaginer, je rapporterai fuccintement les faits tels qu'ils ont été obfervés.

Mr. *Mignot*, page 48. parle en ces termes. ,, Une jeune Payfanne du lieu, " infeftée par des Cavaliers d'un Régi- " ment qui étoit pour lors en garnifon " à St. Amand, avoit le corps tout " couvert d'ulceres & de puftules véro- " liques: elle n'a fait que fe plonger " dans les Bouës & en a été parfaite- " ment guérie. Je l'ai fait voir à plu- " fieurs perfonnes de diftinftion, qui " avoient de la peine à le croire. ,,

Mr. *Braffart* fait auffi mention d'une jeune Fille libertine, remplie de puftules & d'ulceres véroliques, qui a été guérie par le feul ufage des Eaux & des Bains de Bouës qu'elle a pris l'efpace de trente-quatre jours. *Voyez la pag.* 39. *de fon Ouvrage.*

Je fuis tenté de croire que cette observation a pour objet la Payfanne de *Mignot* : Cependant *Braffart*, qui a écrit plus de dix-huit ans après lui, ne fait nulle mention de l'ouvrage de ce Médecin. D'ailleurs il détermine le temps que cette Fille a fait ufage des remèdes ; il dit de plus qu'elle a bu les Eaux, *Mignot* ne parle que des Bouës : Ce qui doit faire penfer que ce font deux obfervations différentes.

Quoi qu'il en foit, ces deux Médecins affurent l'éxiftence de la Vérole, & affurent de même fa guérifon, le premier par l'ufage des Bouës, & le fecond par les Eaux & les Bouës.

Un peu plus loin, page quarante-cinq, *Braffart* rapporte l'hiftoire fuivante. " Une Demoifelle, dit - il , „ remplie de puftules & chancres Vé- „ roliques qu'elle avoit gagnés de fon „ époux, en a été ici guérie, après „ avoir pris trente jours les Eaux & „ les Bains de Bouës. Les mêmes effets „ ne font pas arrivés à l'égard de plu- „ fieurs autres qui les ont bués pour la „ même fin ; mais il fe font trouvés „ foulagés & délivrés des douleurs fans „ être guéris radicalement. "

Mr. *Pithois* à la pag. 34. de fon Temple d'Efculape, parle ainfi. ,, Made- "
moifelle D. T. ayant été gâtée par "
fon Mari, vint ici avec des puftu- "
les véroliques & des chancres à la "
bouche. A fon arrivée, les Méde- "
cins la mirent au défefpoir, fur ce "
qu'ils vouloient qu'elle fe fervît du "
grand reméde, en lui affurant que "
ni les Eaux, ni les Bains ne pour- "
roient jamais contribuer à fa gué- "
rifon. J'en fus averti, & je la fis "
confoler par une Demoifelle de mes "
amies, afin de l'engager à ne faire "
aucune attention fur ce qu'on pou- "
voit lui avoir dit. Elle but donc les "
Eaux & prit les Bains, les 2. 3. 4. "
5. 17. & 18. de Septembre. Par ce "
moyen, les puftules s'évanouirent au- "
ffi-bien que les chancres; fa couleur "
revint d'un beau vermeil, de ma- "
niere qu'elle eft parfaitement guérie. ,,

Mr. *Pithois* rapporte encore deux
ou trois faits, moins frapans que celui-ci à la vérité, mais qui prouvent
toujours en faveur de nos Eaux.

Voici maintenant ce que j'ai remarqué fur cette matiere.

Le nommé *Guerchy*, Soldat au Régiment de Roüergue , Compagnie
d'*Arbois*, âgé d'environ quarante ans ,
d'un tempérament sanguin-bilieux , a-
voit passé le grand reméde à Mont-
pellier, il y a quelques années. Ce
reméde fit disparoître tous les symptomes de la Maladie , de maniere qu'on
le crut radicalement guéri. Il m'a même assuré que depuis ce traitement il ne
s'étoit jamais exposé au danger de rega-
gner le même mal. Cependant lorsqu'il
arriva à l'Hôpital de St. Amand , il y
avoit environ trois mois qu'il ressentoit
des douleurs dans les bras & les jambes ,
particulierement dans les articulations
de ces parties ; il avoit eu outre cela
plusieurs petits clous , qui , après leur
guérison , avoient laissé des taches d'un
brun-clair sur différentes parties de son
corps. Ces taches , petites dans le commencement , étoient , lorsque je les
ai vuës , fort aggrandies & d'un brun
plus obscur ; il en avoit même sur
le dos dans des endroits où il n'avoit
jamais eu de clous & qui suppuroient
un peu : Il avoit outre cela une dartre
très-considérable sur l'angle inférieur
de l'omoplate.

Les

Les douleurs augmentoient conftamment aux approches du foir, étoient
très-vives dans la nuit, & il lui étoit
impoffible de goûter les douceurs du
fommeil. Ces douleurs étoient encore
plus infupportables lorfque le vent
du Nord fouffloit : il dormoit quelquefois après le lever du foleil. Si ce
Soldat avoit fuivi mon confeil, fans
s'arrêter à St. Amand, il auroit été re-
paffer le grand reméde ; mais il s'opi-
niâtra à vouloir effayer nos Eaux : il
y fut préparé par une faignée & par
un purgatif.

Il les prit dans l'ordre que nous
avons indiqué ailleurs. Elles augmenterent fes douleurs dans les premiers
huit jours, les puftules fe multiplie-
rent & acquirent plus d'épaiffeur. Ces
Eaux le purgerent & le firent uriner.

Vers le 9. ou le 10. les douleurs s'ap-
paiferent un peu & lui donnerent quelque relâche. Le 17. par la continuation
des Bains d'Eau, (il les avoit déjà pris
plufieurs fois,) & par ceux de Bouës
que je lui confeillai alors, les puftules s'éclaircirent, la dartre s'amortit,
le fommeil reparut; les douleurs des bras

Y

disparurent presque, & leurs mouvemens fort gênés, auparavant, se rétablirent : enfin, chose assez singuliere,
les deux tiers des pustules s'étoient eva-
nouies sans qu'il en restât la moindre
impression, & les pustules restantes
avoient perdu au moins deux nuances.

Au reste, tout le corps s'étoit forti-
fié, excepté dans l'un des genoux où
le Malade sentoit de la foiblesse &
des douleurs. Il sortit de l'Hôpital aprés
avoir pris les Eaux l'espace de quinze
jours, vingt Bains & douze fois les
Bouës.

Depuis ce temps, on m'a dit qu'il
avoit été passer le grand reméde, à
Avesne, si je ne me trompe.

Un Malade, trop connu pour que
j'ose le nommer, âgé de 26. ans, avoit
eu il y a cinq ou six ans une chaude-
pisse fort opiniâtre & qui fut très-
mal traitée, si on en juge par le détail que le Malade m'en fit. L'écoulement s'arrêta pourtant ; mais au bout
de deux ans, cet homme commença
par perdre son embonpoint, il dimi-
nuoit à vuë d'œil, le sommeil l'abandonna, des douleurs commencerent à

se faire sentir dans les bras & les jambes : alors il ne lui fut plus possible de dormir ; des exostoses se formerent sur la crête des Tibia, il s'en forma un troisiéme sur le Cubitus du bras gauche, trois travers de doigt au dessus du poignet. Aux approches du soir, les douleurs se renouvelloient avec une violence extréme & les mains se fermoient spasmodiquement.

L'Opium dont il faisoit usage, le calmoit un peu sans le faire dormir. La chaleur du lit le faisoit cruellement souffrir, sur tout à l'endroit des exostoses, ce qui l'obligeoit d'en sortir à tout moment ; le vent du Nord, le mettoit presque hors de lui-même, tant il irritoit ses maux.

Les Médecins que ce Malade a vus en différens temps, n'ont jamais soupçonné le Vice vénérien ; ils se sont toujours bornés à combattre les symptomes par les sédatifs, les narcotiques & les Bains.

Il y avoit six mois qu'il étoit dans le cruel état que je viens de décrire, lorsqu'on lui conseilla les Eaux de St.

Amand, dans l'idée d'adoucir son sang & de fondre les tumeurs qu'il avoit aux Jambes.

Il en soûtint l'usage pendant trente-six jours : elles le purgerent de temps-en-temps assez copieusement ; elles le firent uriner de même. Il en poussa la dose jusqu'à onze Gobelets, d'abord de Bouillon, ensuite du Tonnelet ; mais une dose si considerable de l'Eau du Tonnelet, lui fit pisser le sang & lui donna une strangurie assez vive pour le rendre plus modéré une autrefois.

Il fut soulagé par cet usage, & il commença à dormir deux ou trois heures par nuit. Les Bains d'Eau & de Bouës qu'il prenoit alternativement & avec beaucoup d'éxactitude, calmerent presque entierement ses douleurs, les Exostoses diminuerent par degrés & cesserent d'être douloureuses ; la contraction des fléchisseurs des doigts ne se faisoit plus si fréquemment, ou plutôt elle n'arrivoit plus que lorsque le Vent du Nord souffloit : j'étois émerveillé de voir, sur tout, la diminution des Exostoses.

Alors je voulus seconder par d'autres

Remédes le bon effet des Eaux & des Boüës, je lui donnai des Bols, dont la Panacée étoit la Base. Je fis même de legeres frictions sur les tumeurs avec l'Onguent Néapolitain ; ensuite j'y appliquai des emplâtres composées de *Diabotanum* & de *Divigo c. Mercurio.*

Tous ces Remédes firent un si bon effet que le Malade reprit , avec le sommeil, des forces & de l'embonpoint, dans l'espace de cinquante jours. Les spasmes disparurent entierement & les Exostoses diminuerent de plus de la moitié , &c.

Ce Malade s'est proposé de revenir aux Eaux la Saison prochaine ; mais je pense , malgré leurs bons effets , que les frictions mercurielles sagement administrées , seroient un voie beaucoup plus sûre pour parvenir à une guérison radicale.

Voilà des faits bien avérés & dont plusieurs personnes ont été témoins. D'une part, on voit trois Malades qui ont été radicalement guéris & dont la Maladie n'étoit pas équivoque ; on ne doit pas , je pense , soupçonner que trois Méde-

cins se soient accordés pour en impofer au Public. De l'autre, j'expose de
bonne foi l'état de deux Malades qui
se font confiés à mes foins. Le detail
des symptomes de leur Maladie m'ont
paru avoir pour caufe le Vice vénérien ; je crois que tous les gens de
l'art en jugeront de même. Enfin je
rapporte fincérement tout ce que nos
remédes ont produit. J'avoüe qu'ils
n'ont pas guéri radicalement , mais
au moins ont-ils aflez adouci les symptomes pour faire croire qu'ils auroient
peut-être totalement détruit la caufe ,
fi on les avoit continués aflez long-
temps. Au furplus, je crois qu'on n'a
pas donné aux obfervations des Médecins déja cités , toute l'attention
qu'elles méritoient. Elles font néanmoins très-intereflantes , & cette propriété de nos Eaux que le hazard
plutôt que la raifon a fait connoître ,
vaut bien la peine d'être confirmée par
d'autres épreuves.

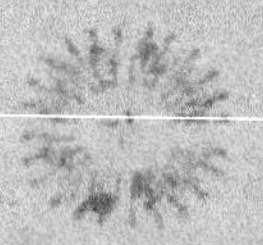

CHAPITRE XXII.

Des propriétés des Eaux de St. Amand
dans les Gonorrhées, prouvées
par des faits.

SI jusqu'à présent on avoit fait peu
d'attention aux propriétes qu'ont
nos Eaux de guérir de la Verole ceux
qui en font atteints, en revenche on
fçait depuis long-temps combien elles
font efficaces dans les Gonorrhées,
foit commençantes, foit invétérées.

Mr. *Mignot*, à la page 47. de fon
Ouvrage, n'a pas oublié de les louer
contre ces Maladies, qui fouvent font
l'opprobre de la Chirurgie. De qua-
torze ou quinze Officiers qui avoient
des Gonorrhées très-anciennes & qui
avoient été traités infructueufement
par d'habiles gens, ce Médecin en a
vu guérir douze par l'ufage des Eaux.

Pithois fe contente de dire qu'elle
guériffent les maux vénériens, &
Braffart pag. 39. que de 26. Gonorrhées virulentes & invétérées, il n'en

n'a vu guérir que sept, & des Carno-
sités à la verge, trois.

Mr. *Morand*, dans son Mémoire,
n'en a vu aucun succés: il s'explique
ainsi. " On les dit spécifiques pour
„ des restes d'écoulemens vénériens;
„ & d'un très-grand nombre de gens
„ qui, de ma connoissance, les ont pris
„ pour cela, pas un n'a été guéri. "

Mais qu'est-ce que cela prouve ?
que nos Eaux ressemblent à tous les
autres Remédes, qui, quoi que très-
efficaces pour certains genres de Maladies, ne réüsfissent pas toujours. Cela
dépend d'une infinité de circonstances qu'il est facile de se représenter &
qui font varier les effets de ce Reméde. Par éxemple, l'Epipékacuana, le
Verre-cerat-d'Antimoine, ont guéri
un grand nombre de dysfenteriques &
en ont peut-être manqué davantage;
le Quinquina de même, ne réüssit pas
toujours : Cependant cela n'a pas em-
pêché qu'on ne les ait placés dans la
classe des spécifiques ; & pourquoi
donc nos Eaux n'auroient-elles pas le
même avantage par rapport aux Gonorrhées ? Les succès de *Brassart*, de *Mig-*

not fur tout font prodigieux , les Maladies dont ils parlent,étoient invétérées,
virulentes ; on avoit effayé différens
Remédes toujours vainement : tout cela fuppofe la grandeur du mal , & la
guérifon défefperée ; néanmoins & contre toute attente , nos Eaux font vic-
torieufes : douze Malades guériffent
d'une part , & dix de l'autre , quoique
trois de ces Malades euffent des Carnofités. De tels effets font prodigieux !
Ils doivent donner de grandes efpérances à ceux qui font dans le même
cas.

Pendant les quatre mois que j'ai
refté à St. Amand, j'ai eu occafion de
voir plufieurs Malades qui buvoient les
Eaux pour de femblables Maladies ;
celles qui n'étoient pas compliquées
de Carnofités , ont guéri radicalement ,
quoique fort anciennes. Du nombre de
ces Malades , il y en avoit un qui avoit
un Spermatocele , occafionné par un
Reméde aftringent donné imprudemment, & qui , en arrêtant l'écoulement,
avoit fait gonfler le tefticule.

Les Eaux, en fondant la tumeur , firent reparoître l'écoulement , & quel-

que temps après l'arreterent pour toujours.

Je ferai obferver ici que l'ufage de
ces Eaux augmente d'abord l'écoulement vénérien & les douleurs ; mais
on ne doit pas s'en inquiéter. Cet effet eft fur tout particulier aux Eaux
de la petite Source. C'eft pourquoi
on ne doit y venir que fur la fin : fans
cette précaution , la douleur pourroit
devenir trop violente & obligeroit
de difcontinuer le reméde.

Les Malades qui avoient des écoulemens compliqués de carnofités , de
gonflemens du tiffu fpongieux de l'u-
rétre , ou enfin de carnofités, n'ont pas
guéri , il m'a paru que le fimple ufage
des Eaux étoit infuffifant , & j'ai été
obligé d'avoir recours à d'autres remédes : mais ces Eaux leurs préparent
les voies , détruifent le vice , s'il y en
a , & leur fervent de véhicule. Voici
une obfervation à ce fujet.

Mr. C. D. Officier d'Artillerie ,
Bataillon de **, arriva à St. Amand
avec une Gonorrhée qu'il portoit depuis deux ans. On lui avoit fait une
quantité prodigieufe de remédes , &

fur tout des injections fort aftringen-
tes, qui fans doute avoient beaucoup
contribué à lui donner une difficulté
d'uriner. La colomne d'urine fe dif-
perfoit en fortant en plufieurs jets;
il avoit de plus des cuiffons très-vives & des douleurs dans l'érection.

Après les préparations ordinaires,
je le mis à l'ufage de l'Eau de Bouillon, & lui fis obferver un régime fort
adouciffant; ce qui joint aux injections
de l'Eau de la Source d'Arras, calma
beaucoup fes douleurs, & rendit l'é-
rection plus facile.

Mais l'urine continuant toujours de
fe partager en fortant de l'urétre, je
voulus fçavoir où étoit le fiége de
l'obftacle, & en reconnoître l'étenduë.
Pour cela, je portai une Bougie dans
l'Urétre; je fentis quelque chofe qui
réfiftoit un peu, mais en vacillant vers
l'oignon bulbeux, dans l'endroit où
l'Urétre commence a s'élargir. Je fis
pourtant paffer la fonde avec affez d'aifance.

Je ne déciderai point fi cet obftacle étoit produit par un gonflement
du tiffu fpongieux, ou par l'obftruc-

tion des glandes de l'Uretre, on enfin
par des excrefcences charnuës : Cependant fi je devois prononcer, ce feroit pour ce dernier genre d'obftacle.
Quoi qu'il en foit, l'indication étoit
toujours de trouver un reméde capable de fondre & de faire fuppurer en
même temps ce qui obliteroit le conduit, fans pourtant irriter & enflâm-
mer les parties voifines.

Pour remplir cette indication, je me
fervis de Bougies compofées d'emplâtres de Mucilage, de *Diabotanum*, &
de *Divigo cum Mercurio*, de chacun partie égale : Je fis fondre ces trois emplâtres enfemble, & j'y ajoutai une
certaine quantité de Mercure coulant ;
enfuite j'en formai des bougies de différentes groffeurs.

Elles exciterent une abondante fuppuration, & ne donnerent que peu
de douleurs au Malade. Il eft vrai que
j'eus la précaution de lui faire prendre
quelques Bains, pendant leur ufage ;
il continua auffi les Eaux.

Dans huit jours, les urines coulerent
à plein canal & d'un jet égal ; alors
je

je ne sentis plus d'obstacle : l'écoulement commença à diminuer ; l'humeur prit un caractére glaireux. Alors je supprimai les bougies.

Vers le trentiéme jour du traitement, l'humeur me parut presque toute lymphatique & ne couloit presque plus. Je l'arrêtai totalement par une injection composée d'Eau de chaux seconde, d'Aloës & de Miel, trente-cinq jours après son arrivée à St. Amand.

On me dira peut-être que je devois attendre des Eaux la guérison du Malade ; mais l'éxemple du passé m'avoit appris à n'y pas compter lorsqu'il y avoit quelques concrétions dans l'urétre, & j'avois été obligé d'en venir aux bougies ; mais il faut avouer que ces deux remédes, joints à quelques autres, réüssissent presque toujours à l'avantage du Malade. Les Bougies sur tout y font des prodiges, & c'est une grande erreur de croire que les Bougies doivent être corrosives pour exciter une suppuration dans l'urétre ; celles dont je viens de donner la composition, n'ont rien de rongeant ; elles sont même fort douces. Cependant j'ai vu souvent qu'à la seconde application, la suppuration étoit extrêmement abondante, & l'obstacle bientôt détruit.

Il ne faut pas s'imaginer pourtant que la guérison soit également prompte chez tous les Malades ; il faut les continuer plus ou moins long-temps, suivant les progrès que le mal a faits. Il m'est arrivé quelquefois de n'arrêter l'écoulement qu'avec beaucoup de difficulté, quoique la concrétion fut détruite ; mais qui est-ce qui n'a pas éprouvé ses difficultés ? ou plutôt quel est le Chirurgien qui, dans le cours de sa pratique, n'a pas totalement échoué dans le traitement de ces maux ? Ceux même qui passent dans le monde pour avoir des injections secrettes pour ces maux, des Bougies surprenantes pour faire uriner & pour enlever sûrement tous les obstacles qui peuvent se former dans l'urétre, échouent très-souvent. Si quelqu'un en doute, il n'a qu'à se rendre à St. Amand, à Plombiere, &c. là, il verra une infinité de Malades, qui, non-seulement ne sont pas guéris, mais que les Bougies les plus

renommées n'ont rendus que plus in-
firmes.

Maintenant que ceux qui débitent
ces Bougies, en faſſent une Panacée
des Maladies de l'Urétre ; qu'on leur
donne ſi l'on veut un volume de cer-
tificats, & qu'enfin, Mr. de **, s'il
le juge néceſſaire, nous diſe encore
fort élegamment qu'il a vu les *Malades fortir de leurs mains piſſant* ; je reſ-
terai toujours convaincu que ces Bougies, quoique bonnes, ne réüſſiſſent
pas également, & qu'en cela elles reſ-
ſemblent à pluſieurs remédes auſſi van-
tés. Les Maladies, quoique ſemblables
en apparence, demandent ſouvent des
remédes différens pour être heureu-
ſement terminées ; celles de l'Urétre
ſont dans le même cas. Ainſi un Chirurgien qui n'a qu'un ſeul remède pour
toute reſſource, doit ſouvent être expoſé à ſon inſuffiſance, ou au deſa-
grément de voir ſortir les Malades
ſans être guéris: un tel inconvénient
ſeroit beaucoup moins fréquent, ſi les
Malades avoient recours à ces génies
féconds, fertiles en reſſources, qui
joignent à l'adreſſe des mains le plus

profond sçavoir, tels qu'il s'en trouve dans la capitale du Royaume &
dans plusieurs autres endroits de l'Europe, qu'il me seroit facile de nommer.

Revenons aux autres remédes dont
j'ai été obligé de me servir pour guérir le Malade qui fait le sujet de cette
observation.

Sans parler des Eaux & des Bains
qui ont été d'une grande utilité, je
crus que pour arrêter l'écoulement,
je devois préférer les fondans savonneux, tels que l'Aloës & le Miel, qui
conviennent presque toujours dans les
vieilles Gonorrhées, où pour l'ordinaire les glandes de l'Urétre ont con-
tracté un fond d'engorgement qui sûrement ne doit pas être traité par les
astringens, les dessicatifs ou les spiritueux.

Si l'écoulement dépend d'une ulcere
dont les bords sont durs & calleux,
& si l'obstacle qui partage la colomne
d'urine, vient d'une cicatrice trop fail-
lante, les remédes proposés sont également convenables.

L'Eau de Chaux seconde qui en-

troit dans mes injections, n'étoit
pas affez forte pour s'oppofer à l'action des favonneux; leur vertu l'em-
portoit de beaucoup fur la fienne;
elle ne faifoit que l'effet d'un tonique
leger, & peut-être a-t elle fait celui
d'un fondant. L'Eau de Chaux eft alkaline, & les Alkalis font réfolutifs,
parce qu'ils fondent les lymphes épaif-
fies, les rendent plus fluides & excitent en même temps le jeu des vaiffeaux. Au furplus, on fçait que l'Eau
de Chaux ramollit & diffout les couen-
nes inflammatoires du fang des pleu-
rétiques qu'on expofe dans un vafe
à l'action de cette Eau.

La bile des animaux, qui eft auffi
un favon naturel, m'a quelquefois
très-bien réüffi dans de femblables cas;
fur tout à l'Armée dans un employé
des vivres. Cet homme portoit depuis
trois ans un écoulement vénérien des
plus rébelle, il avoit même paffé le
grand réméde; mais on fçait qu'il ar-
rête rarement ces fortes d'écoulemens.
On tenta d'autres remédes, notam-
ment des injections ftringentes, qui
non feulement ne furent pas efficaces,

mais occasionnerent une difficulté d'u-
riner, qui ne céda qu'aux relâchans ₌
Cependant depuis l'époque des astringens, l'urine a toujours sorti en se
divisant en plusieurs petites colomnes.

Ne considérant plus cette Maladie
que comme un vice idiopathique de
l'Urétre, indépendant de toute cause
interne, je me bornai à relâcher d'a-
bord par des Bains, dans lesquels je
faisois tremper les parties de la géné-
ration. Je passai ensuite à des injections composées d'une décoction legére de feuilles d'Aigremoine, de Miel
& de Fiel de Bœuf. Le Malade en
faisoit usage quatre fois par jour, &
dans seize, il fut non seulement guéri de son écoulement, mais encore des
obstacles qui formoient des digues à
l'urine.

Je crois être le premier qui ait mis cette injection en usage contre de semblables Maladies. Je sçais que Mr. *Boer-
haawe* a conseillé la bile dans certaine
maladie où cette humeur est en défaut:
il ordonnoit même des pilules dans les
coagulations casséeuses des enfans &
contre les viscosités spontanées en gé-

néral, compoſées de racine d'*Arum*, de Fiel de Bœuf & d'Anguilles. Il y en a d'autres qui l'ont ordonné pour déterger certains ulcéres, &c. Mais je ne ſçache pas qu'elle étoit employée dans les cas dont je viens de parler. Quoi qu'il en ſoit, je ne ſçaurois trop la louer, & je puis aſſurer qu'elle m'a ſouvent réüſſi.

La plûpart de ces remarques ſont étrangéres au ſujet que je traite; j'aurois pu me diſpenſer de les rapporter : mais j'eſpere qu'on me pardonnera cet écart en faveur de ma bonne intention, qui eſt d'être utile au Public.

Avant de finir ce Chapitre, je dirai qu'on doit-être convaincu de la vertu de nos Eaux dans les Gonorrhées, ſoit virulentes, ſoit celles dont le virus a été détruit. Ce que j'en ai dit, le prouve d'une maniere non équivoque.

CHAPITRE XXIII.

*Des propriétés des Eaux de St. Amand
dans les Dévoimens invétérés , avec
quelques Remarques sur la Dyssenterie.*

LEs Auteurs qui ont écrit de nos
Eaux, ont observé qu'elles produisoient des effets très - avantageux dans
les Diarrhées, dans les Dévoimens invétérés & dans les Dyssenteries : Mais
je crois qu'ils ont voulu parler des
Dyssenteries dégénérées en Dévoiment. Je n'ai rien observé sur cet arti-
cle , parce que l'occasion ne s'en est
pas présentée : Mais voici une observation de Mr. *Brassart* qui prouve jusqu'à quel point elles ont la vertu qu'on
leur attribuë ici.

" Mr. Diriverson , dit-il , Ingénieur
,, pour le Roi dans la ville du Ques-
,, noy , étoit âgé de trente ans , &
,, étoit extenué d'un flux de ventre de-
,, puis onze ans. Après avoir pris une
,, quantité de remèdes des plus spéci-
,, fiques , des plus accrédités , & tenu

un régime le plus éxact sans avoir "
rien à se reprocher , jusqu'à avoir "
vécu vingt mois entiers uniquement "
de pain & de lait , fut enfin déter- "
miné, par mes conseils, à se rendre "
à St. Amand. Il y arriva dans le mois "
de Septembre : il étoit dans un état "
déplorable & représentoit l'image de "
la mort. Quoique dans une saison "
fort avancée & pluvieuse , il prit "
nos Eaux l'espace de cinq semaines "
& les continua encore vingt jours "
après son retour au Quesnoy. Ces "
Eaux en peu de temps l'ont délivré "
des tranchées de ventre & des vo- "
missemens dont il étoit travaillé ; "
elles lui ont fait jetter par les selles "
une quantité de bile noire , jaune, "
âcre, visqueuse & limonneuse, dont "
l'estomac & les premieres voies "
étoient farcies ; & quoique très- "
extenué de la longueur d'une si "
cruelle maladie & par la copieuse "
évacuation de tant de matieres, on "
ne peut exprimer les forces qu'il "
reprit peu de temps après avoir "
quitté les Eaux , avec le rétablisse- "
ment de sa santé. Il m'a mandé par "
sa lettre du mois de Novembre 1649, "

„ qu'il doit sa vie aux Eaux de St.
„ Amand. “

Cette observation est très-interes-
sante : elle doit faire sentir combien
nos Eaux minérales peuvent être utiles
aux Troupes du Roi. On sçait que les
Soldats sont fort souvent attaqués de
Dyssenteries & de Diarrhées très-rebelles. On détruit assez facilement les
symptomes dyssenteriques ; mais il arrive souvent qu'il leur reste un Dévoiment qui les extenuë & que rien ne
peut arrêter. J'ai vu de très-habiles
gens ne pouvoir en venir à bout, &
les Malades périr après avoir tombé &
langui dans un marasme affreux.

J'ai eu souvent de ces sortes de
Maladies à traiter dans les Hôpitaux
de l'Armée, où, comme on sçait, les
Chirurgiens font l'une & l'autre Médecine. Je n'ai rien trouvé de plus
difficile à dompter que ces Dévoimens opiniâtres qui restent après la
Dyssenterie. Je consultois pourtant
tous ceux qui étoient en état de me
donner des conseils ; mais leurs remédes n'étoient pas plus efficaces que
ceux dont je me servois. Rebuté par

tant de difficultés, je songeai enfin au *Simarouba* : j'en fis faire de fortes décoctions, & j'en donnai un grand verre aux Malades de trois en trois heures. Ce reméde me réüssit de maniere, que, dans huit jours, j'eus la satisfaction de voir guérir tous ces dévoimens, & les Malades reprendre leurs forces & leur embonpoint ordinaire, & depuis ce temps j'ai presque toujours eu le même succès.

Je vais passer actuellement à la méthode que j'ai suivie dans le traitement des Dyssenteries : je n'en parlerai qu'en général. Je ne distinguerai pas non plus les différentes especes de Dyssenteries ; mon dessein n'est même pas de rendre raison des motifs que j'ai eu de préferer une telle méthode : Peut-être me blâmera-t-on de l'avoir suivie ; mais les succès doivent me justifier.

Voici donc en général l'état où étoient les Malades lorsqu'ils arrivoient dans nos Hôpitaux. Le ventre tendu & douloureux lorsqu'on y appuyoit la main, des tranchées & des tenesmes effroyables, des déjections glaireuses, sanguinolentes & très - fréquentes ; quelquefois rendant le sang tout clair, avec des épreintes très-violentes la vessie tenduë, des stranguries, une fiévre ardente, une soif intolerable, la peau séche & aride, le pouls dur & serré.

Dans cet état, je les faisois saigner une ou deux fois du bras, & je les mettois à l'usage d'une Ptisane de ris, dans laquelle je faisois dissoudre du mucilage de Gomme adragant.

Le jour suivant, quoique tous les symptomes détaillés ci-dessus subsistassent dans toute leur force, je leur faisois prendre quatre grains de *Tartre stibiæ* dissous dans trois livres d'eau d'orge, avec une once & demie de mucilage de Gomme adragant.

Ce composé évacuoit ordinairement par le bas, quelquefois il excitoit le vomissement ; mais toujours les symptomes disparoissoient, ou étoient extrêmement affoiblis dans le même jour.

Le troisiéme, le Malade buvoit amplement de la Ptisane ci-dessus.

Le

Le quatriéme je répétois l'Emétique; le cinquiéme la Ptisane, enfin l'E-métique, toujours dans le même ordre. Par cette méthode, j'ai conſtamment terminé la Maladie dans dix ou douze jours, quelquefois plutôt, rarement plus tard.

Je n'ai jamais obſervé d'effets fâcheux de l'Emétique donné de cette maniere : Il agit auſſi doucement que la Manne même.

Si, à la ſeconde évacuation, les tranchées n'étoient pas auſſi calmées que je l'aurois ſouhaité, je donnois un grain ou deux d'Opium, qui produiſoient l'effet que j'en attendois : mais je n'ai pas été obligé d'y venir ſouvent ; mon Mucilage émétiçé rempliſſoit communément toutes les indications.

Je ne me ſuis déterminé à pourſuivre les Dyſſenteries avec ce reméde, que parce que j'avois eu peu de ſuccès de ceux que l'on vante contre cette Maladie. Ils ſont bons, mais ils ne ſont pas ſi ſûrs, & ils n'agiſſentpas auſſi promptement que l'Emétique. J'ai donné l'*Epipékacuana* à grande & petite dose, le verre - Cerat d'Antimoine , la teinture de *Rolfintius* ; j'ai suivi la pratique de certains Médecins , qui saignent & qui insistent long-temps sur les relâchans & les adoucissans , qui ordonnent beaucoup de lavemens & de Potions huileuses , &c. Mais , encore une fois , rien ne m'a paru comparable à l'Emétique que j'ai donné à plus de cent cinquante Malades avec un égal succès. Une pratique si heureuse fit bruit ; Mr. de *Séchelle* , Intendant des Armées du Roi , qui honore de sa bienveillance tous ceux qui se rendent utiles aux Troupes de sa Majesté , en fut informé : il eut la bonté de m'obtenir une gratification de la Cour ; Récompense honorable , puisqu'elle étoit une suite de mon zéle & de mon attachement pour le service du Roi.

J'observerai ici que cette Méthode de traiter les Dyssenteries ne conviendroit pas à ceux chez qui cette Maladie est invétérée , qui ont langui dans les Hôpitaux , qui sont épuisés , qui ont déjà pris une infinité de Remédes. Je n'ai osé la tenter sur de tels Malades : j'ai employé d'autres moyens lesquels ont souvent été inutiles , & les Malades

périſſoient , quelques ſoins qu'on en
eût , parce que la putréſaction s'étoit
déjà emparé des inteſtins , ainſi qu'il
étoit aiſé de s'en appercevoir par
la pâleur du viſage , la petiteſſe du
pouls , la qualité des matieres qui
étoient fluides , noires , fœtides & qui
ſortoient involontairement , enfin par
l'exſoliation du Velouté qui ſortoit
par lambeaux , &c.

Ceux qui étoient aſſez heureux pour
en revenir , avoient toutes les peines
du monde à reprendre des forces ; ils
étoient ſujets à des indigeſtions con-
continuelles ; quelquefois ils rendoient
les alimens par les ſelles , preſque ſans
altération. J'en ai vu d'autres à qui il
ſurvenoit des douleurs effroyables dans
les bras & les jambes , des collections
de matieres dans les articulations , ſur
la crête du Tibia avec carie : d'autres
fois j'ai vu auſſi des abſcès dans l'inteſtin
droit : il en ſortoit du vrai pus. Mais ce
qu'il y a de ſingulier , c'eſt que ces ſortes d'abſcès ſe formoient ſubitement &
étoient accompagnés de douleurs très-
vives. On les ouvroit promptement , &
cependant l'os ſe trouvoit carié. J'ai vu

A a 2

un Soldat qui fut dans ce cas à la suite d'une violente & longue Dyssenterie; le périoste fut rongé de toute l'étenduë du Tibia, & cet os se trouva carié dans toute sa longueur. Ce Malade mourut; je sciai l'os, & je le trouvai tout rempli d'une matiere sanieuse,

Voici maintenant ce que j'ai trouvé dans les cadavres de ceux qui sont morts de cette cruelle maladie.

1º. Le *Rectum*, *le Colon & le Cæcum*, noirs & sphacelés.

2º. Les tuniques de ces intestins fort épaisses, se laissant déchirer comme du carton mouillé, sans nulle résistance: quelquefois le *Rectum* & la fin du *Colon* étoient seulement sphacelés; d'autres fois c'étoit le *Colon* & le *Cæcum*, quoiqu'il est fort rare que le *Rectum* ne soit pas de la partie.

3º. J'ai toujours vu une matiere noire, fœtide, attachée aux parois de ces intestins.

4º. Quelquefois des vers dans le *Colon*, le *Cæcum* & son appendice.

5º. Presque toujours les valvules conniventes gonflées, dures, squirrheuses & ulcerées.

6°. Des caillots d'un sang noir adhérens dans les endroits ulcerés.

7°. Les intestins grêles contenoient une matiere gluante, d'un brun-jaune, mais sans altération de leurs tuniques, excepté dans certains malades, où l'on voyoit quelques points enflammés : Cependant lorsque le *Cœcum* étoit sphacélé ou la partie supérieure du *Colon*, j'ai trouvé quelquefois la fin de l'*Ileum* gangrenée de la longueur de deux ou trois doigts.

8°. L'*Epiploon* souvent enflammé proche la grande courbure du ventricule ; au reste flétri & réduit à un très-petit volume. Il est aisé d'en concevoir la raison.

9°. La vessie souvent racornie, son col & la partie postérieure de l'Urétre enflammés & un peu gangrenés ; mais ceux-là avoient eu une difficulté d'uriner presque continuelle & de violens tenesmes pendant le cours de la Maladie, excepté les derniers jours.

10°. La vessicule du fiel toujours remplie d'une bile de couleur brun-noir, gluante, & aussi tenace que du blanc d'œufs.

Telles sont les remarques que j'ai faites sur plus de quarante cadavres que j'ai ouverts. Elles semblent prouver que le siége de la Dyssenterie est toujours dans les gros boyaux & jamais dans les gréles ; au moins il paroit que cela est ainsi dans ceux que j'ai ouverts. Il m'a paru aussi que cette Maladie commençe par le Velouté des gros intestins, & cela est fondé sur ce qu'il y avoit des endroits qui n'étoient nullement gangrenés à l'extérieur du boyau dans une assez grande étenduë, tandis que l'intérieur, je veux dire le Velouté vis-à-vis cette partie saine, étoit totalement pourri : un peu plus loin, c'étoit le Velouté & la Tunique nerveuse, &c. Ailleurs le Velouté étoit simplement enflammé, lorsque les tuniques qui le recouvrent étoient dans leur intégrité ; enfin, à mesure que la mortification faisoit des progrès, elle se communiquoit du Velouté à toutes les tuniques. On observe cette gradation en coupant adroitement & avec circonspection les Tuniques suivant l'axe des intestins ; souvent la vuë suffit pour distinguer ce que je viens de dire.

Je souhaite que ces Observations puissent être de quelque utilité , & qu'elles puissent contribuer à éclaircir la théorie de ces Maladies. Je serai fort récompensé des peines qu'elles m'ont données, si les Sçavans leur trouvent quelque mérite.

Un grand Médecin qui étoit dans l'Armée de Flandre, aussi connu par son vaste sçavoir que par son expérience consommée dans le traitement des Maladies, ainsi qu'il l'a souvent prouvé par plusieurs belles cures qu'il a faites dans ces Pays, & sur tout par la guérison éclatante & peu attenduë du plus grand Capitaine de l'Europe, les a approuvées : Il a même eu la bonté de m'honorer de ses conseils lorsque je l'en ai prié.

Je racontois aussi à Mr. de la *Metterie* qui étoit pour lors à Gand, la méthode que je suivois pour combatre ces maladies ; je lui communiquois de même tout ce que l'ouverture des cadavres me faisoit connoître. Il en a fait usage dans un livre où il est plus question des Médecins que de la Médecine.

F I N.

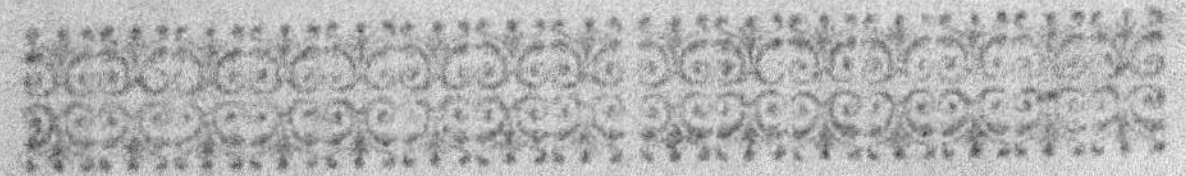

TABLE

DES CHAPITRES.

DES CHAPITRES.

Fin de la Table.

ERRATA.

Pages.	Lign.	Fautes.	Corrections.
1	20	finſſue	finuſſe
5	23	de parties fines	de parties fixes
40	Not. lig. 5	d'Alkali fine	d'Alkali fixe
43	25	puiſée au	puiſée en
45	11	s'y gramelle	s'y grumelle
52	16	on ſe ſert	on s'eſt ſervi
70	11	Vitrio	Vitriol,
71	14	il y avoit auſſi pluſieurs morceaux	pluſieurs morceaux
81	Not. (1)	étures	étuves
94	25	d'*Eumener*	d'*Eumenes*
100	17	Le Bithume	Ce Bithume
111	1	qui, ici, doit	qui doit ici
118	11	afin de le	afin de lui
130	5	l'eſtomac, la	l'eſtomac & la tête
136	8	qui puſtulent	qui pullulent
144	11	des aciiques	des aſcitiques
149	4	ſecouées, plus comprimées	ſecoués, plus comprimés
151	11	catarres	catarres
169	17	l'uretere	l'uré re
178	10	qui s'éleve	qui l'éleve
212	7	enleve	enlevé
230	25	de *Baltaſaine*	de *Baltaſaille*
232	7	au cinnabre	du cinnabre
241	15	revomis	vomis
273	4	l'urine a	l'urine avoit